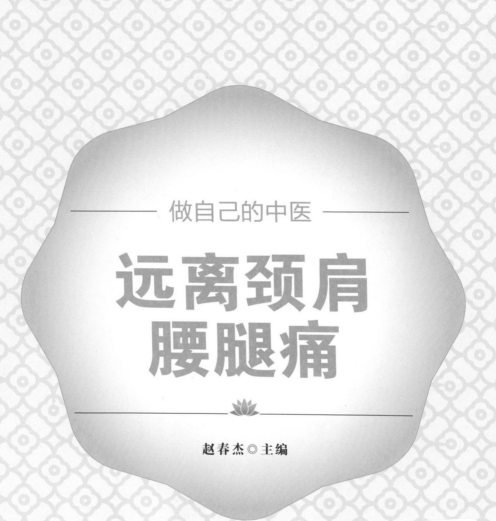

做自己的中医

# 远离颈肩腰腿痛

赵春杰◎主编

U0271026

 贵州科技出版社

**图书在版编目（CIP）数据**

远离颈肩腰腿痛 / 赵春杰主编. —— 贵阳：贵州科
技出版社, 2022.7
（"做自己的中医"系列丛书）
ISBN 978-7-5532-1049-0

Ⅰ.①远… Ⅱ.①赵… Ⅲ.①颈肩痛—中医治疗法 ②
腰腿痛—中医治疗法 Ⅳ.①R274.915

中国版本图书馆CIP数据核字（2022）第070489号

## 做自己的中医　远离颈肩腰腿痛
ZUO ZIJI DE ZHONGYI　YUANLI JINGJIAN YAOTUITONG

| | | |
|---|---|---|
| 出版发行 | 贵州科技出版社 | |
| 地　　址 | 贵阳市中天会展城会展东路A座（邮政编码：550081） | |
| 网　　址 | http://www.gzstph.com | |
| 出 版 人 | 朱文迅 | |
| 经　　销 | 全国各地新华书店 | |
| 印　　刷 | 水印书香（唐山）印刷有限公司 | |
| 版　　次 | 2022 年 7 月第 1 版 | |
| 印　　次 | 2022 年 7 月第 1 次 | |
| 字　　数 | 300千字 | |
| 印　　张 | 13 | |
| 开　　本 | 710 mm × 1000 mm　1/16 | |
| 书　　号 | ISBN 978-7-5532-1049-0 | |
| 定　　价 | 77.00元 | |

天猫旗舰店：http://gzkjcbs.tmall.com

东专营店：http://mall.jd.com/index-10293347.html

# 前　言

　　颈肩腰腿痛是人类常见病、多发病，严重影响着人们日常工作与生活。

　　我们常说的颈肩腰腿痛不是一种独立的疾病，而是一组可以引起颈肩腰腿部疼痛的脊柱、软组织和神经疾病的总称。颈肩腰腿痛发病率高、根治难，被列为当今世界危害人类健康的疑难病之一，也是目前世界各国医学界的攻关课题。这种疾病难以根治，长期困扰着患者，危害着患者的身体健康和心理健康，影响患者的学习、工作和休息，让患者苦不堪言。

　　中医治疗颈肩腰腿痛已有 2000 多年的历史。近年来，中医界在继承前人经验的基础上，结合现代基础医学、临床医学以及科学技术，对颈肩腰腿痛的研究不断深入，取得了众多可喜的成就。为此，我们参考国内相关文献以及大量临床案例，撰成此书，供患者借鉴参考，对症治疗。

　　本书将颈肩腰腿痛分为颈部疼痛、肩部疼痛、腰部疼痛、腿脚部疼痛四大部分，从基本常识、发病原因、临床表现、诊断到中医辨证论治、中医理疗（按摩、艾灸、拔罐、刮痧、敷贴）、足浴足疗、药酒疗法、药膳食疗等方面，通俗易懂、图文并茂地为大家介绍日常生活中最需了解、掌握的有关颈肩腰腿痛的知识，其内容科学、实用，适合相关患者及临床医生参考阅读。本书所收集的病例为典型病例，其治疗方法适用于大多数患者。本书配有大量的药材图及穴位图，以方便读者找寻药材和找准穴位。

祝您健康！

编　者

# 目 录

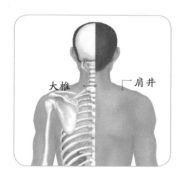

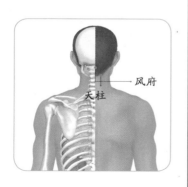

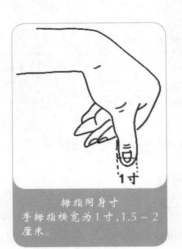

拇指同身寸
手拇指横宽为1寸,1.5～2
厘米。

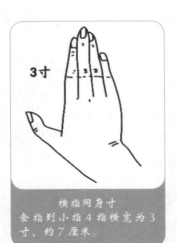

横指同身寸
食指到小指4指横宽为3
寸,约7厘米。

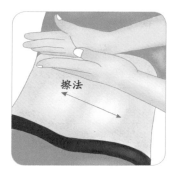

擦法

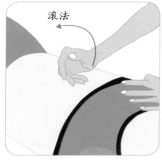

滚法

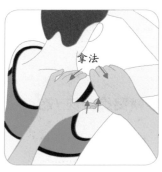

拿法

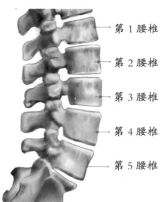

第 1 腰椎
第 2 腰椎
第 3 腰椎
第 4 腰椎
第 5 腰椎

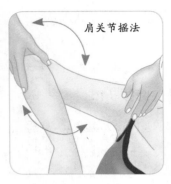

肩关节摇法

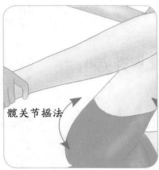

髋关节摇法

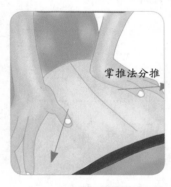

掌推法分推

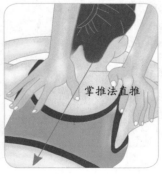

掌推法直推

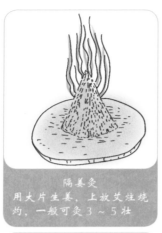

隔姜灸
用大片生姜，上放艾炷烧灼，一般可灸3～5壮

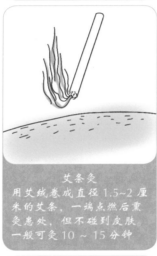

艾条灸
用艾绒卷成直径1.5~2厘米的艾条，一端点燃后熏灸患处，但不碰到皮肤。一般可灸10～15分钟

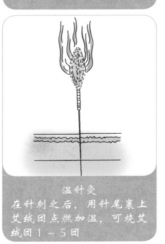

温针灸
在针刺之后，用针尾裹上艾绒团点燃加温，可烧艾绒团1～5团

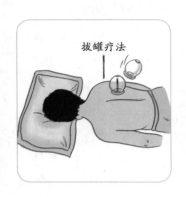

拔罐疗法

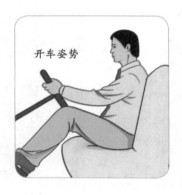

开车姿势

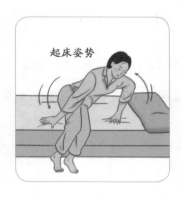

起床姿势

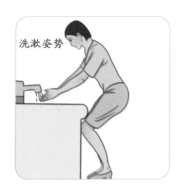

洗漱姿势

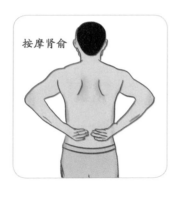

按摩肾俞

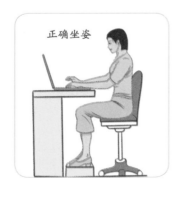

正确坐姿

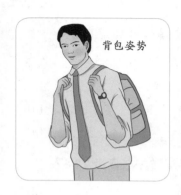

背包姿势

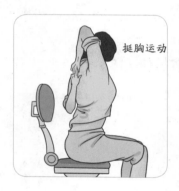

挺胸运动

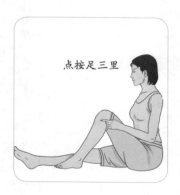

点按足三里

# 第一章
# 颈部疼痛特效疗法

颈部是承重头颅的部位，活动度较大。颈部两侧悬挂上肢，上肢和头颅不断活动，使颈部不断受到各种力的作用，因而容易产生慢性劳损，也容易因长期磨损而出现各种老年性病变，产生疼痛和功能障碍。

# 第一节 认识颈部

## 一、颈部的生理结构

人体的颈部是由颈椎、颈动脉、颈静脉、肌肉及韧带等组成，其中，最主要的是颈椎。颈椎骨骼虽小，却支撑着整个的头颅。颈椎可做伸屈、旋转及侧屈等较大幅度的运动，第1颈椎、第2颈椎形成寰枢关节，使头颅可向各个方向自由运动。颈椎是不稳定的骨骼结构，只有借助颈椎坚强的软组织才得以保持平衡。颈椎两个椎体之间的椎间盘极富弹性，能承受压力，缓冲外力，使头部免受震荡。颈椎椎间盘还参与颈椎活动，可增大运动幅度。颈椎椎间盘前高后低，使颈椎具有向前凸出的生理弯曲。颈部屈伸运动范围较大，平均为100°～110°。颈部前屈运动的幅度在脊柱中是最大的，完全前屈时，可使下颌颈部抵触胸壁。颈部的旋转运动范围，左右均为0°～75°。颈部的侧屈运动，都伴有旋转运动。颈部的生理健康与我们正常的生理活动密切相关。

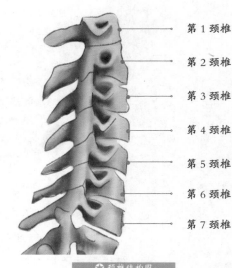

第1颈椎
第2颈椎
第3颈椎
第4颈椎
第5颈椎
第6颈椎
第7颈椎

★ 颈椎结构图

## 二、颈部疼痛的原因

颈部疼痛的原因很多，常见的有以下几种。

### ❀ 颈椎病

颈椎病是一种以退行性病理改变为基础的疾病，主要是由于颈椎长期劳损、骨质增生或椎间盘脱出、韧带增厚，致使颈椎脊髓、神经根或椎动脉受压，出现一系列功能障碍。

### ❀ 颈部肌肉劳损

颈部肌肉劳损也叫颈肌纤维肌炎，是由于颈部软组织反复损伤，出现颈部肌肉创伤性无菌性炎症及疼痛，刺激肌肉产生持久的收缩状态，出现肌紧张。肌肉长期痉挛造成局部软组织血管痉挛，肌肉和筋膜供血不足，营养障碍，组织无菌性炎症加重，如此形成恶性循环，导致疼痛加剧。

### ❀ 颈部筋伤

颈部筋既是运动的动力，又是保护和稳定颈部的重要组织，在遭受强大暴力或持久外力超越筋本身所能承受的应力时，即可发生颈部筋伤，常见的有颈部扭挫伤、落枕等，而严重的可致骨折、脱位及颈髓损伤。

## 三、颈椎病的预防

### ❀ 保持良好的体位

颈椎病的发生、发展与个人的不良体位和习惯有一定的联系。颈椎过伸时，椎管内间隙容积过小，脊髓与脊神经根易受刺激和压迫；颈椎过度屈曲时，关节或椎体缘的增生骨赘和突出的髓核也会压迫同一水平的脊髓及脊髓中央动脉。所以，一般情况下，睡眠最好采用质地柔软的元宝形枕头，使颈部保持自然的屈伸位。长期保持单向转项的工作人员，如手术医生、打字员、编织员、架线工人等，应注意经常改变工作体位，并在工作一段时间后，做些颈部功能锻炼。

### ❀ 体育锻炼

头颈部运动，按其方法可分两种。一是与项争力：运动时慢慢将头低下还原，慢慢将头抬起并后仰，还原，低头时呼气，仰头时吸气，舌抵上腭，一呼一吸为 1 次，如此连做 8 次，呼吸要自然且绵绵细长，逐渐加深。本运动主要是调节颈部前后的神经，疏通颈部经络气血，增强颈部肌肉力量，可以预防颈部劳损、扭伤所致的颈椎病。二是山海观真：以正前方为界，运动时头先向左转，吸气，转到不能再转时将气吸足，将头逐渐转回，随转头逐渐呼气，将头转到正前方时将气呼完；头向右转时方法同头向左转时一样。本运动主要调整颈部两侧的气血运行，改善和预防颈部旋转功能障碍。

# 第二节 落枕

落枕多见于睡醒后，症状为颈部肌肉一侧（或两侧）紧张痉挛、僵硬、酸胀、疼痛，颈部转动时活动受限。严重者疼痛剧烈，并向头部、背部及上肢放射，颈部转侧活动极度受限。本病多因睡觉时枕头高低不适，或躺卧姿势不良，肩部、颈部感受风寒所致。轻者4～5天可自愈，重者可迁延数周。有的患者经常低头工作，或读书、写作伏案姿势不当，致使颈部肌肉慢性劳损，活动时姿势稍有不当，即引起肌肉紧张、疼痛及颈部活动受限。有的患者经常发病，形成习惯性落枕。还有一种患者，颈部突然扭转过度，造成颈椎后关节滑膜嵌顿，为颈椎半脱位，中医亦称其患了"落枕"。

中医认为，落枕常因颈筋受挫，气滞血瘀，不通则痛；或由于素体肝肾亏虚，筋骨痿弱，气血运行不畅，加之夜间沉睡，颈肩外露，感受风寒，气血痹阻，经络不通而致。

# 一、中医辨证治疗

## 🪷 瘀血阻滞

● **证候** 患者晨起时颈部强痛，活动不利，头部歪向患侧，局部有明显压痛点，有时可见筋结。舌紫暗，脉弦紧。

● **治法** 活血舒筋。

● **选方** 舒筋活血汤（《伤科补要》）加减。

● **组成** 羌活、荆芥、红花、枳壳各6克，防风、独活、牛膝、五加皮、杜仲各9克，当归、续断各12克，青皮5克。

● **用法** 每日1剂，水煎服。

● **加减** 疼痛甚者，加乳香、没药；湿盛者，加薏苡仁、防己、白术。

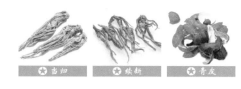

★ 当归　★ 续断　★ 青皮

## 🪷 风寒痹阻

● **证候** 患者有受凉史，见颈部强痛，拘紧麻木，伴畏寒恶风、头痛等表证。舌淡，苔薄白，脉弦紧。

● **治法** 疏风祛寒，宣痹通络。

● **选方** 葛根汤（《伤寒论》）。

● **组成** 葛根、桂枝、白芍各15克，麻黄8克，甘草5克，生姜3片，大枣3枚。

● **用法** 每日1剂，水煎服。

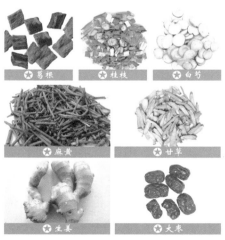

★ 葛根　★ 桂枝　★ 白芍

★ 麻黄　★ 甘草

★ 生姜　★ 大枣

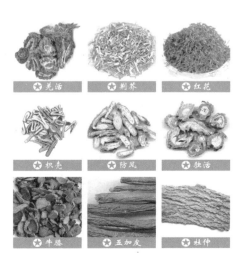

★ 羌活　★ 荆芥　★ 红花

★ 枳壳　★ 防风　★ 独活

★ 牛膝　★ 五加皮　★ 杜仲

## 二、按摩疗法

### 揉捏风池

● **定位** 位于项部，在枕骨之下，与风府相平，胸锁乳突肌与斜方肌上端之间的凹陷处。

● **按摩** 用拇指指腹或食指、中指两指并拢，用力环行揉捏风池，同时使患者头部尽力向后仰，以患者局部出现酸胀感为宜。

### 按揉风府

● **定位** 位于项部，后发际正中直上1寸，枕外隆凸直下，两侧斜方肌之间凹陷处。

● **按摩** 用拇指指腹按揉风府3分钟，以患者局部出现酸、沉、重、胀感为宜。

### 按揉大椎

● **定位** 位于颈部下端，背部正中线上，第7颈椎棘突下凹陷中。

● **按摩** 用大拇指按顺时针方向按揉大椎约2分钟，然后按逆时针方向按揉约2分钟，以患者局部出现酸胀感为佳。

### 按揉外劳宫

● **定位** 位于手背，第2、第3掌骨间，指掌关节后0.5寸凹陷中。

● **按摩** 用拇指指尖按顺时针方向按揉外劳宫3～5分钟，以局部出现酸胀感为佳。

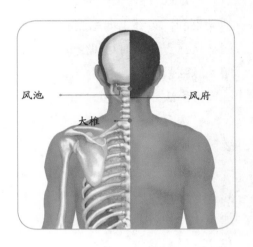

风池　　风府
大椎

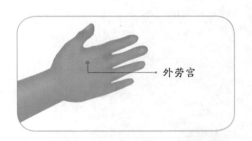

外劳宫

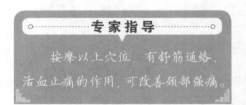

**专家指导**

按摩以上穴位，有舒筋通络、活血止痛的作用，可改善颈部强痛。

# 三、艾灸疗法

## 灸列缺

● **定位** 位于前臂桡侧缘，桡骨茎突上方，腕横纹上 1.5 寸处。

● **艾灸** 用温和灸法灸列缺 20 ～ 30 分钟，灸至患者皮肤产生红晕为止，每日灸 1 次。

## 灸天柱

● **定位** 位于项部，在项部大筋（斜方肌）外缘之后发际凹陷中，约后发际正中旁开 1.3 寸处。

● **艾灸** 用温和灸法灸天柱 20 ～ 30 分钟，灸至患者皮肤产生红晕为止，每日灸 1 次。

## 灸后溪

● **定位** 位于第 5 指掌关节后尺侧的远侧掌横纹头赤白肉际处。

● **艾灸** 用温和灸法灸后溪 20 ～ 30 分钟，灸至患者皮肤产生红晕为止，每日灸 1 次。

## 灸落枕

● **定位** 位于手背食指和中指的掌骨之间，用手指朝手腕方向触摸，从骨和骨变狭的骨缝尽头之处起，大约一指宽的距离上。

● **艾灸** 用温和灸法灸落枕

20 ～ 30 分钟，灸至患者皮肤产生红晕为止，每日灸 1 次。

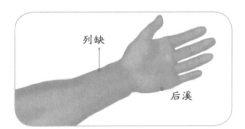

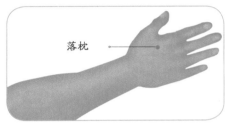

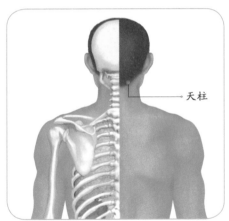

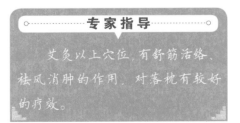

**专家指导**

艾灸以上穴位，有舒筋活络、祛风消肿的作用，对落枕有较好的疗效。

## 四、拔罐疗法

### 拔罐大椎

● **定位** 位于后正中线上，第7颈椎棘突下凹陷中。

● **拔罐** 用火罐或气罐吸拔在大椎上，留罐10分钟，以患者局部皮肤泛红、充血为度。

### 拔罐肩井

● **定位** 位于肩胛区，第7颈椎棘突与肩峰最外侧点连线的中点。

● **拔罐** 用火罐或气罐吸拔在肩井上，留罐10分钟，以患者局部皮肤泛红、充血为度。

### 拔罐阿是穴

● **定位** 位于病痛局部或敏感反应点。

● **拔罐** 用火罐或气罐吸拔在阿是穴上，留罐10分钟，以患者局部皮肤泛红、充血为度。

### 拔罐合谷

● **定位** 位于第1、第2掌骨间，第2掌骨桡侧的中点处。

● **拔罐** 用火罐或气罐吸拔在合谷上，留罐10分钟，以患者局部皮肤泛红、充血为度。

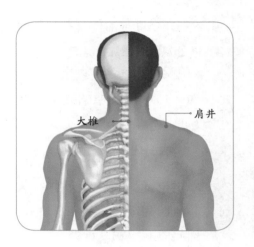

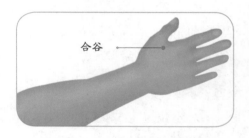

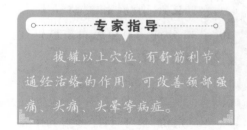

**专家指导**

拔罐以上穴位，有舒筋利节、通经活络的作用，可改善颈部强痛、头痛、头晕等病症。

8

## 五、刮痧疗法

### 🪷 刮拭肩井

● **定位** 位于肩胛区，第7颈椎棘突与肩峰最外侧点连线的中点。

● **刮痧** 用面刮法从内向外刮拭肩井1～3分钟，力度要大，以患者皮肤潮红出痧为度。

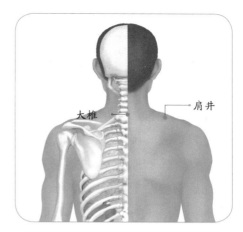

### 🪷 刮拭列缺

● **定位** 位于前臂桡侧缘，桡骨茎突上方，腕横纹上1.5寸处。

● **刮痧** 用刮痧板从上往下刮拭列缺1～3分钟，力度由轻至重，以出痧为度。

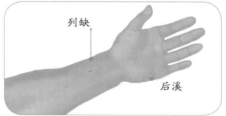

### 🪷 刮拭后溪

● **定位** 位于第5指掌关节后尺侧的远侧掌横纹头赤白肉际处。

● **刮痧** 涂抹适量的刮痧油于后溪处，重刮1～3分钟，以出痧为度。

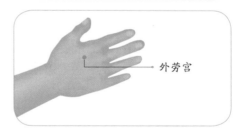

### 🪷 刮拭外劳宫

● **定位** 位于手背，第2、第3掌骨间，指掌关节后0.5寸凹陷中。

● **刮痧** 用刮痧板角部从上往下刮拭外劳宫1～3分钟，稍出痧即可。

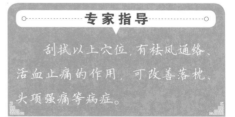

**专家指导**

刮拭以上穴位，有祛风通络、活血止痛的作用，可改善落枕、头项强痛等病症。

## 六、敷贴疗法

### 消痛贴膏

● **组成** 独一味、棘豆、姜黄、花椒、水牛角、水柏枝。

● **用法** 每贴装 1.2 克。外用，将小袋内润湿剂均匀涂在药垫表面，润湿后直接贴于患处或穴位，每贴敷 24 小时。过敏型体质患者可能有胶布过敏或药物接触性瘙痒反应，甚至出现红肿、水疱等。

● **功效主治** 活血化瘀，消肿止痛。适用于落枕、肩周炎、腰肌劳损和陈旧性伤痛等。

### 伸筋草熏敷方

● **组成** 伸筋草、海桐皮、秦艽、当归、独活、钩藤各 9 克，红花、乳香、没药各 6 克。

● **用法** 将上药加水煎煮 5 分钟后，倒入水盆内，以药液浸湿毛巾，敷洗患部，每次 20 ~ 30 分钟，药液变凉时可重新加热。每日 2 次，每剂药可反复使用 2 天。熏洗时除可稍用力按压患部外，还需配合颈部侧转运动。

### 麝香壮骨膏

● **组成** 人工麝香、八角茴香、山奈、生川乌、生草乌、麻黄等。

● **用法** 外用，贴患处。将患处皮肤表面洗净，擦干，撕去覆盖在膏布上的隔离层，将膏面贴于患处的皮肤上。天冷时，可辅以按摩与热敷。

● **功效主治** 镇痛，消炎。用于风湿痛，关节痛，腰痛，神经痛，肌肉酸痛，扭伤，挫伤。

## 七、足浴足疗

### 足浴良方

● **组成** 细辛 6 克，川芎、防风、桂枝各 15 克，羌活 30 克，葛根 120 克。

● **用法** 将上药加清水适量，浸泡 20 分钟，煎数沸，取药液与 3000 毫升开水同入浴盆中，待温度适宜时浸泡双脚 30 分钟。

### 对症足部按摩

#### 按摩颈椎反射区

● **定位** 位于双足弓内侧，拇趾第 2 趾骨远端内侧 1/2 处。

● **按摩** 由足趾向足跟方向推按 30 ~ 50 次。

#### 按摩颈部反射区

● **定位** 位于双足踇趾根部横纹处。

● **按摩** 用按摩棒沿踇趾根部向内侧推按 30 ~ 50 次。

**按摩肩关节反射区**

● **定位** 位于双足足底外侧，小趾骨与跖骨关节处，以及足背小趾骨外缘与凸起趾骨与跖骨关节处。

● **按摩** 用拇指指腹由足趾向足跟方向推按 30 ~ 50 次。

**按摩头及颈淋巴结反射区**

● **定位** 位于双足各趾间的趾骨根部，呈"凹"字形分布在足底、足背两处。

● **按摩** 掐按 20 ~ 30 次，以患者局部酸痛为宜。

# 八、药膳食疗

## 葛根五加粥

葛根、薏苡仁、粳米各 60 克，刺五加 12 克。将以上材料分别洗净，然后将葛根切碎备用，刺五加加水煎热后取汁备用。接着将所有材料一同放入小瓦锅中，加水适量，大火煮滚后用文火熬成粥。可以加食盐少许调味。

**本品有祛风除湿、止痛的作用。适用于风寒痹阻型颈椎病。**

## 桃仁冬瓜米粥

桃仁 10 克，冬瓜 20 克，粳米 100 克。桃仁捣烂如泥，用水研汁去渣，与冬瓜、粳米一同放置锅中，加清水 200 毫升，大火煮开 3 分钟后改文火煮 30 分钟，成粥后，趁热食用。

**本品有行气消肿、止痛的作用，适用于瘀血阻滞型落枕。**

## 黑豆白芷饮

黑豆 20 克，白芷 20 克，白糖 2 匙。将黑豆、白芷分别洗净，置锅中，加清水 500 毫升，大火煮开 5 分钟后改文火煮 30 分钟，滤渣取汁，加白糖，趁热分次饮用。

**本品有行气活血、止痛的作用，适用于瘀血阻滞型落枕。**

## 黄酒炖乌梢蛇

乌梢蛇 1 条，葱、姜、黄酒、清水适量。将乌梢蛇去皮，清理干净内脏等物，洗净后切成 5 厘米长的块状，放入准备好的砂锅中，加入其余的材料，用大火煮滚后再用中火炖到材料熟烂，加少许盐即可。可以分 2 次食用（一天食完）。

**本品有祛风通络的作用，适用于风寒痹阻型落枕、颈椎病且肢体疼痛麻木。**

# 第三节 颈椎病

颈椎病是指颈椎椎间盘、颈椎骨关节、软骨、韧带、肌肉、筋膜等发生退行性改变及其继发改变，致使颈部脊髓、神经、血管等受到压迫、刺激、失稳等损害后，所发生的以颈、肩、臂部疼痛、麻木或眩晕、瘫痪等为主要表现的疾病。临床症状以颈、肩、臂疼痛多见，故其又称颈臂综合征。本病可因颈椎先天畸形、颈椎管狭窄，或肝肾亏虚、筋骨衰退等引起，亦可由急性颈椎外伤、慢性劳损、风寒湿邪侵袭及附近部位疮肿所致。颈椎病临床表现复杂，可分为七类：①软组织型；②神经根型；③脊髓型；④骨关节型；⑤椎动脉型；⑥交感神经型；⑦混合型。临床所见颈椎病，神经根型占大多数，骨关节型仅占5%，而脊髓型、椎动脉型和交感神经型则较少见。神经根型临床表现：疼痛多局限于一侧，为持续性或间歇性，常为刀割样或烧灼样痛，可由颈根部呈电击样向肩、上臂、前臂和手掌、手指放射，有时可放射到头、耳后、背、胸部。神经根型常伴有麻木、发凉、沉重或虫爬等感觉，且咳嗽喷嚏、大便用力或上肢伸展、头颈部过伸、过屈等活动，均可诱发或加剧疼痛。神经根型多见于中年以上男性，尤其是长时间低头工作者。

本病属于中医"项强""颈肩痛""痹证""痉证""痿证""痰饮""眩晕"等范畴。

## 一、中医辨证治疗

### 🪷 痰湿中阻

● **证候** 患者常头晕、头痛，颈后伸或侧弯时眩晕加重，甚则猝倒。猝倒后患者常因颈部位置改变而立即清醒。患者还会出现耳鸣、耳聋，视物不清，肢体麻木，感觉异常，持物落地。舌红，苔腻，脉弦或滑。

● **治法** 化痰利湿，舒筋通络。

● **选方** 温胆汤（《三因极一病证方论》）加减。

● **组成** 法半夏、竹茹、枳实、陈皮、茯苓、瓜蒌、地龙各10克，甘草6克，生姜3片，钩藤12克。

● **用法** 水煎服。

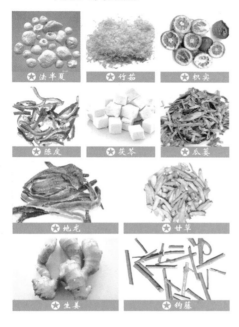

★法半夏　★竹茹　★枳实　★陈皮　★茯苓　★瓜蒌　★地龙　★甘草　★生姜　★钩藤

### 🪷 气血两虚

● **证候** 患者常头晕、头痛，面色苍白，全身乏力，自汗、盗汗，甚则猝倒，视物不清，肢体麻木。舌淡，苔少，脉细弱。

● **治法** 益气养血，舒筋活络。

● **选方** 归脾汤（《正体类要》）加减。

● **组成** 当归、党参各12克，黄芪20克，白术、酸枣仁、木香、远志、炙甘草、茯苓各10克。

● **用法** 水煎服。

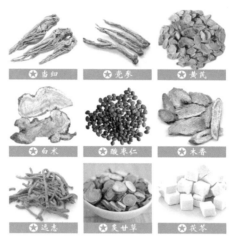

★当归　★党参　★黄芪　★白术　★酸枣仁　★木香　★远志　★炙甘草　★茯苓

### 🪷 血虚气滞，寒凝经脉

● **证候** 椎动脉型颈椎病患者常有双下肢无力，行走不便，头颈部或肩、上肢刺痛，视物不清。舌淡，苔白，脉弦紧。

● **治法** 养血活血，行气温经散寒。

● **选方** 黄芪桂枝五物汤（《金匮要略》）加减。

● **组成** 黄芪20克，桂枝、芍药、五加皮、地龙、红花各10克，大枣6枚，生姜3片，全蝎3克。

● **用法** 水煎服。

● **加减** 若疼痛甚，加姜黄10

克，制乳香、制没药各 6 克。

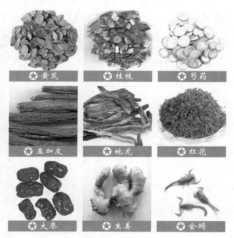

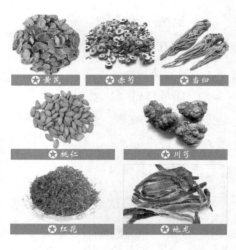

### 肝肾亏虚

● **证候** 脊髓型颈椎病患者早期单侧或双侧下肢麻木，疼痛，僵硬，发抖无力，行走困难，继而双上肢发麻，握力减退，重则卧床不起。舌红少津，脉弦。

● **治法** 滋补肝肾，强壮筋骨。

● **选方** 补阳还五汤（《医林改错》）加减。

● **组成** 黄芪 30 克，赤芍、当归、桃仁、川芎、红花、地龙各 10 克。

● **用法** 以上药物每日 1 剂，煎煮 2 次，分 2 次服用。

● **备注** 中成药可选用骨刺丸，健步虎潜丸，健身全鹿丸。

## 二、按摩疗法

### 按揉肩井

● **定位** 位于肩胛区，第 7 颈椎棘突与肩峰最外侧点连线的中点。

● **按摩** 用拇指指腹按揉肩井 3 ~ 5 分钟，以患者局部有酸胀感为宜。

### 按揉大椎

● **定位** 位于颈部下端，背部正中线上，第 7 颈椎棘突下凹陷中。

● **按摩** 用大拇指按顺时针方向按揉大椎约 2 分钟，然后按逆时针方向按揉约 2 分钟，以患者局部出现酸胀感为佳。

### 按揉风府

● **定位** 位于项部，后发际正中直上 1 寸，枕外隆凸直下，两侧斜方肌之间凹陷处。

● **按摩** 用拇指指腹按揉风府 3 分钟，以患者局部出现酸、沉、重、胀感为宜。

### ❀ 按揉天柱

● **定位** 位于项部，在项部大筋（斜方肌）外缘之后发际凹陷中，约后发际正中旁开 1.3 寸处。

● **按摩** 用拇指或中指指腹按揉天柱 3 分钟，以患者局部出现酸、沉、重、胀感为宜。

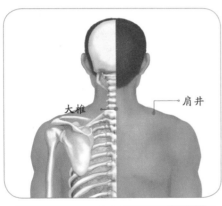

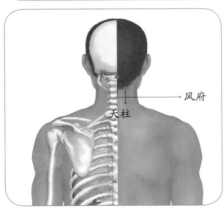

## 三、艾灸疗法

### ❀ 灸天柱

● **定位** 位于项部，在项部大筋（斜方肌）外缘之后发际凹陷中，约后发际正中旁开 1.3 寸处。

● **艾灸** 用温和灸法灸天柱 15 ～ 20 分钟，灸至患者皮肤产生红晕为止，每日灸 1 次。

### ❀ 灸肩井

● **定位** 位于肩胛区，第 7 颈椎棘突与肩峰最外侧点连线的中点。

● **艾灸** 用温和灸法灸肩井 15 ～ 20 分钟，灸至患者皮肤产生红晕为止，每日灸 1 次。

### ❀ 灸大椎

● **定位** 位于颈部下端，背部正中线上，第 7 颈椎棘突下凹陷中。

● **艾灸** 用温和灸法灸大椎 15 ～ 20 分钟，灸至患者皮肤产生红晕为止，每日灸 1 次。

### ❁ 灸后溪

● **定位** 位于第5指掌关节后尺侧的远侧掌横纹头赤白肉际处。

● **艾灸** 用温和灸法灸后溪15～20分钟，灸至患者皮肤产生红晕为止，每日灸1次。

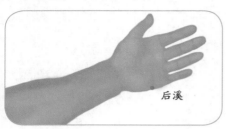

后溪

---

**专家指导**

艾灸以上穴位，有活血化瘀、通络止痛的作用，可改善颈肩疼痛、放射性肩臂麻木、头痛等病症。

---

## 四、拔罐疗法

### ❁ 拔罐大椎

● **定位** 位于后正中线上，第7颈椎棘突下凹陷中。

● **拔罐** 用火罐或气罐吸拔在大椎上，留罐10分钟，以患者局部皮肤泛红、充血为度。

### ❁ 拔罐阿是穴

● **定位** 位于病痛局部或敏感反应点。

● **拔罐** 用火罐或气罐吸拔在阿是穴上，留罐10分钟，以患者局部皮肤泛红、充血为度。

### ❁ 拔罐肩井

● **定位** 位于肩胛区，第7颈椎棘突与肩峰最外侧点连线的中点。

● **拔罐** 用火罐或气罐吸拔在肩井上，留罐10分钟，以患者局部皮肤泛红、充血为度。

### ❁ 拔罐天宗

● **定位** 位于肩胛区，肩胛冈中点与肩胛骨下角连线上1/3与下2/3交点凹陷中。

● **拔罐** 用火罐或气罐吸拔在天宗上，留罐10分钟，以患者局部皮肤泛红、充血为度。

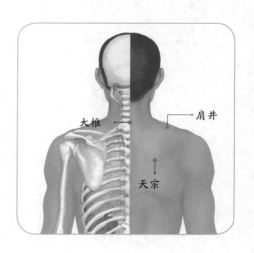

大椎
肩井
天宗

# 五、刮痧疗法

## 刮拭风池

- **定位** 位于项部，在枕骨之下，与风府相平，胸锁乳突肌与斜方肌上端之间的凹陷处。

- **刮痧** 以单角刮法刮拭头部风池，以患者皮肤发红为度。

## 刮拭夹脊

- **定位** 位于脊柱区，第1胸椎至第5腰椎棘突下两侧，后正中线旁开0.5寸，一侧17穴。

- **刮痧** 用面刮法刮拭两侧夹脊，速度要慢，给予患者持久刺激，以皮肤潮红出痧为度。

## 刮拭列缺

- **定位** 位于前臂桡侧缘，桡骨茎突上方，腕横纹上1.5寸处。

- **刮痧** 用刮痧板从上往下刮拭列缺1～3分钟，力度由轻至重，以出痧为度。

## 刮拭后溪

- **定位** 位于第5指掌关节后尺侧的远侧掌横纹头赤白肉际处。

- **刮痧** 涂抹适量的刮痧油于后溪处，重刮1～3分钟，以出痧为度。

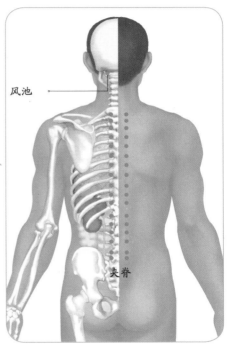

风池
夹脊

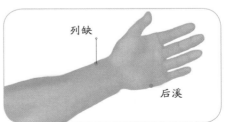

列缺
后溪

## 六、敷贴疗法

### 热敷法

● **组成** 威灵仙、五加皮、苍术、乳香、没药、白芷、三棱、莪术、木瓜、细辛、黄柏、大黄、赤芍、红花、冰片各等份。

● **用法** 各研细末，调匀，加食盐和黄酒适量，炒到糊状，装入两个棉布袋内，置于锅中蒸至布袋40℃左右，直敷患处，以患者能够承受为度。两袋交替使用，每次30分钟左右，早晚各1次。药物袋可使用数次。

### 艾醋酒敷方

● **组成** 艾叶20克，米醋200毫升，白酒100毫升。

● **用法** 艾叶和米醋放入锅中，加水适量，煮沸约10分钟，加白酒，搅拌均匀。将毛巾放入药液中浸透，热敷颈、肩、背部肌肉，按压有明显酸痛、紧胀之处。热敷以热而不

烫为宜，每日1~2次。天凉时可把上次药液加热后再加酒100毫升即可，第三次需要换药；天热时需要一次一换药。疗程：热敷1周或至症状消失。

★艾叶　　★米醋　　★白酒

### 红花方

● **组成** 红花、茜草、川乌各10克。

● **制法** 将上药浸泡于100毫升60%酒精中，浸泡时间为72小时，而后过滤装瓶备用。

● **用法** 根据患处部位的大小范围选取适宜大小的纱布块，将配好的药液浸泡纱布块，然后敷于患处，每日2~3次，10日为1个疗程。

● **功效主治** 祛风除湿，活血通络。适用于颈椎病。

 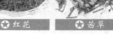 
★红花　　★茜草　　★川乌

### 🌸 三生热熨方

● **组成** 生乌头（川乌、草乌均可）、生天南星、生白附子各等份。

● **用法** 将上药共研细末。每30克药粉和大葱50克、鲜生姜15克捣泥调糊，用纱布包好，蒸热，熨于阿是穴及颈夹脊（颈部正中线两侧，1～7颈椎棘突下旁开0.5寸，一侧7穴，共14穴），每次20分钟，每日2次。

☆ 川乌　　☆ 生天南星　　☆ 生白附子

# 七、足浴足疗

### 🌸 足浴良方

● **组成** 尖头辣椒60克，鸡血藤30克，天麻20克，白酒50毫升。

● **用法** 将前3药放入锅中，加入适量的水，煮沸去渣取汁，加入白酒，倒入泡脚盆中。先熏洗，待温度适宜时浸泡双脚30分钟，每天1次，每天1剂，连续用10天。本方具有祛风散寒、舒筋通络的作用，适用于颈椎病。

### 🌸 对症足部按摩

**按摩颈椎反射区**

● **定位** 位于双足弓内侧，跗趾第2趾骨远端内侧1/2处。

● **按摩** 由足趾向足跟方向推按30～50次。

**按摩斜方肌反射区**

● **定位** 位于双足足底眼反射区、耳反射区的近心端，呈一横指宽的带状区。

● **按摩** 由外向内推按30～50次，以局部酸痛为宜。

**按摩颈部反射区**

● **定位** 位于双足跗趾根部横纹处。

● **按摩** 用按摩棒沿跗趾根部，向内侧推按30～50次。

**按摩口腔、舌反射区**

● **定位** 位于双足跗趾第1节底部内缘，靠在第1关节下方，邻近血压点反射区的内侧。

● **按摩** 用拇指指腹或按摩棒点按30～50次，以局部酸痛为宜。

# 八、药酒疗法

### 🪷 川乌红藤酒（民间验方）

● **配方** 生川乌、生草乌、川牛膝各15克，红藤、葛根各20克，甘草12克，白酒500毫升。

● **制法** 将各药研粗末，放入酒中密封，浸泡2周，经常摇动。启封后，去药渣，贮瓶备用。

● **用法** 口服。每日1次，临睡前饮服10毫升。

● **功效应用** 活血通络止痛。用于颈椎病。

● **按语** 涉及用药请遵医嘱。

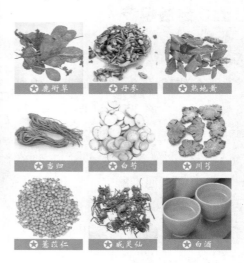

✪ 生川乌　✪ 生草乌　✪ 川牛膝

✪ 红藤　✪ 葛根

✪ 甘草　✪ 白酒

### 🪷 鹿丹酒（民间验方）

● **配方** 鹿衔草、丹参、熟地黄、当归、白芍、川芎、薏苡仁、威灵仙各30克，白酒2升。

● **制法** 将各药研粗末，放入酒中密封，浸泡2周，经常摇动。启封后，去药渣，贮瓶备用。

● **用法** 口服。每次15～30毫升，每日2次。

● **功效应用** 补肾通络，养血柔筋。用于颈椎病。

● **按语** 方中鹿衔草、熟地黄补肝肾；丹参、当归、川芎、白芍养血活血；薏苡仁、威灵仙祛风湿，通经络。本方能改善患者的血运状况，消除局部刺激所致的水肿和炎性反应，从而使症状得到改善。

✪ 鹿衔草　✪ 丹参　✪ 熟地黄

✪ 当归　✪ 白芍　✪ 川芎

✪ 薏苡仁　✪ 威灵仙　✪ 白酒

# 九、药膳食疗

## 桑枝煲母鸡

老桑枝 60 克，母鸡 1 只（重约 1000 克），精盐适量。将鸡宰杀后处理干净，斩块，与老桑枝同煲汤，鸡肉熟烂时入精盐调味。饮汤食肉，分次服食。

**本品有补肾精、通经络的作用，适用于颈椎病。**

## 清炖乌梢蛇肉

乌梢蛇 1 条，葱、姜、料酒、精盐各适量。乌梢蛇去头、尾、皮及内脏，洗净，切成段，入砂锅中，加葱、姜、料酒及适量清水，以大火煮沸，再改用文火炖至肉熟透，加入精盐调味即成。佐餐，分次服食。

**本品有祛风通络的作用，适用于颈椎病。**

## 天麻鱼头

天麻 10 克，鳙鱼头 1 个，生姜 3 片，精盐少许。前 3 味同入炖盅内，加清水适量，炖熟，以精盐调味即成。佐餐食用，隔日 1 次，可常食。

**本品有补益肝肾、祛风通络的作用，适用于颈椎病。**

## 参枣补血粥

人参 3 克，大枣 15 克，粳米 50 克，白糖适量。人参研末，备用。粳米、大枣共入砂锅中，加水煮粥，粥熟后调入人参粉、白糖，即成。每日 1 剂，食粥吃枣。

**本品有补益气血的作用，适用于气血两虚型颈椎病。**

# 第四节 颈部扭挫伤

颈部扭挫伤是常见的颈部损伤。各种暴力引起的颈部扭挫伤，除了肌肉损伤外，还可能兼有骨折、颈椎脱位，严重者伤及颈髓，危及生命。临床辨证时须仔细加以区别，以免误诊。

颈部可因突然扭转、前屈、后伸而受伤。如高速行驶车辆突然减速或突然停止时，乘客头部猛烈前冲；打篮球投篮时头部突然后仰；嬉闹时颈部过度扭转或头部受到暴力冲击。

中医认为颈部扭挫伤因颈部闪挫，气滞血瘀，颈部气血不畅而发病，属于中医学"脖颈伤筋"范畴。

## 一、中医辨证治疗

### 早期（伤后2～3天）

● **证候** 患者颈部强痛，活动受限。患者头向患侧倾斜，项背牵拉痛，甚则向同侧肩部和上臂放射，颈部压痛明显。中医认为本病属手三阳和足少阳经筋病。颈部扭伤者，为气血瘀滞。兼见恶风畏寒者为风寒袭络。

● **治法** 活血化瘀，祛风止痛。

● **选方** 防风芎归汤（《中医伤科学讲义》）。

● **组成** 川芎，当归，防风，荆芥，羌活，白芷，细辛，蔓荆子，丹参，乳香，没药，桃仁，苏木，泽兰叶。

● **用法** 根据病情，酌定剂量，水煎温服，每日1剂。

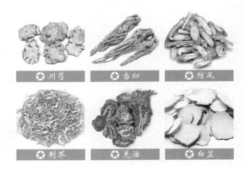

★川芎　★当归　★防风

★荆芥　★羌活　★白芷

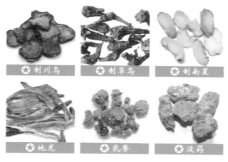

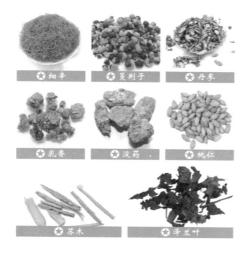

细辛　　蔓荆子　　丹参

乳香　　没药　　桃仁

苏木　　泽兰叶

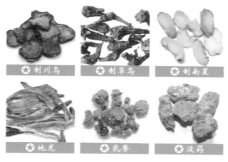

制川乌　　制草乌　　制南星

地龙　　乳香　　没药

### ❀ 后期（两周后）

伤筋两周以后，疼痛渐不明显，瘀肿大部分消退,瘀斑转为黄褐色，功能轻度障碍，经 3 ～ 5 周症状消失，功能亦可恢复。

## 二、按摩疗法

### ❀ 点按压痛点

- **定位** 位于病痛局部或敏感反应点。

- **按摩** 用拇指或中指点按压痛点 20 ～ 30 次。

### ❀ 点按天柱

- **定位** 位于项部，在项部大筋（斜方肌）外缘之后发际凹陷中，约后发际正中旁开 1.3 寸处。

- **按摩** 用拇指或中指指腹点按天柱 20 ～ 30 次，以患者局部有酸胀感为宜。

### ❀ 中期（伤后 4 ～ 14 天）

- **证候** 4 ～ 7 后瘀血渐化，气机渐通，疼痛渐减。10 ～ 14 天，伤筋轻者，可获康复；伤筋重者，肿胀消退亦较显著,疼痛明显减轻，功能部分恢复。

- **治法** 和营止痛。

- **选方** 小活络丹（《太平惠民和剂局方》）。

- **组成** 制川乌、制草乌、制南星、地龙各 180 克，乳香、没药各 66 克。

- **用法** 上药研为细末，酒面糊为丸。每次服 1 丸（约 3 克），每日服 2 次，温开水送服。亦可用饮片作汤剂，水煎服，各药用量按常规剂量。

### ❀ 点按风池

- **定位** 位于项部，在枕骨之下，与风府相平，胸锁乳突肌与斜方肌上端之间的凹陷处。

- **按摩** 用拇指或中指指腹点按风池，以患者局部出现酸、沉、重、胀感为宜。

### ❀ 拿捏患侧颈部

- **定位** 位于颈部浅筋膜内。

- **按摩** 用拇指、食指在患侧颈部做由上而下的按摩，重复进行数次。

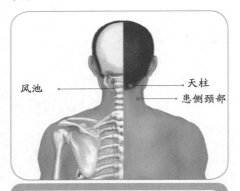

风池　天柱　患侧颈部

**专家指导**

按摩以上穴位或部位有活血理气、通络止痛的作用。对扭伤者在压痛点周围可加用滚法和拿捏法，以小鱼际与掌尺背侧在患处做上下来回滚动，再以拇指、食指、中指对握痉挛的颈肌，做拿捏手法。

# 三、艾灸疗法

### ❀ 灸风池

- **定位** 位于项部，在枕骨之下，与风府相平，胸锁乳突肌与斜方肌上端之间的凹陷处。

- **艾灸** 用温和灸法灸风池5 ~ 10分钟，灸至患者皮肤产生红晕为止，每日灸1次。

### ❀ 灸天柱

- **定位** 位于项部，在项部大筋（斜方肌）外缘之后发际凹陷中，约后发际正中旁开1.3寸处。

- **艾灸** 用温和灸法灸天柱20 ~ 30分钟，灸至患者皮肤产生红晕为止，每日灸1次。

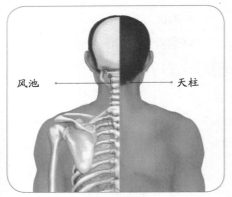

风池　天柱

### ❀ 灸列缺

- **定位** 位于前臂桡侧缘，桡骨茎突上方，腕横纹上1.5寸处。

● **艾灸** 用温和灸法灸列缺20～30分钟，灸至患者皮肤产生红晕为止，每日灸1次。

### 灸后溪

● **定位** 位于第5指掌关节后尺侧的远侧掌横纹头赤白肉际处。

● **艾灸** 用温和灸法灸后溪20～30分钟，灸至患者皮肤产生红晕为止，每日灸1次。

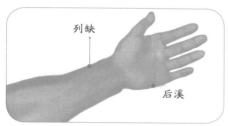

列缺

后溪

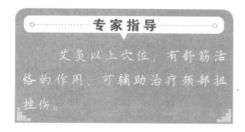

**专家指导**

艾灸以上穴位，有舒筋活络的作用，可辅助治疗颈部扭挫伤。

## 四、敷贴疗法

### 三七叶膏

● **组成** 鲜三七叶100克。

● **用法** 将上药洗净，捣烂如膏状，备用。每取此膏15～20克贴敷于创面上，再用大片鲜三七叶盖在上面，用绷带包扎固定。每

日换药1次。一般用药2～5天即愈。

● **功效主治** 化瘀，消肿，止痛。用于急性扭挫伤。

### 归黄膏

● **组成** 当归30克，大黄50克。

● **用法** 上药共研细末，以陈醋适量调和成软膏状，备用。每取此药膏适量，外敷创面，上盖敷料并包扎固定。每日换药1次，直至痊愈为止。

● **功效主治** 凉血活血，消肿止痛。用于急性扭挫伤。

### 黄石散

● **组成** 黄柏、石膏各适量。

● **用法** 将上药分别研为细末，按1∶1的比例混合。用时按患者扭伤程度及范围大小给药。一般应先在扭伤部位疼痛肿胀最明显处进行针刺，每隔2～4分钟予以强刺激1次，再以轻手法捻转，15～30分钟1次。针刺后拔火罐30分钟。然后取药粉适量，加入樟脑酒适量，调成糊状，敷于患处，盖上油纸，再用绷带包扎。每日1次。

● **功效主治** 清热，消肿，止痛。用于关节扭挫伤。

### ❀ 五倍膏

● **组成** 五倍子 100 克，米醋适量。

● **用法** 将五倍子研为细末，过筛后，加入食醋适量调和，稍置片刻，待成深褐色糊膏后贮存于瓷罐中备用。用时每取药膏适量，摊于不吸水纸上，厚 2 ～ 3

毫米，敷于患处，外用绷带包扎。每 2 ～ 3 天换药 1 次。

● **功效主治** 消肿止痛。用于扭挫伤、乳腺炎、腮腺炎、局部神经痛、骨科血肿。

● **备注** 凡皮肤有破损、皮肤痛及化脓将溃破者忌用。个别患者用药后有接触性皮炎，停药后即愈。

---

# 第五节 颈椎间盘突出症

颈椎间盘突出症是由于颈部突然的、无防备的过度活动，或颈椎间盘发生退行性改变而导致，以急、慢性压迫性颈神经根病变或脊髓病变表现为主的一类疾患。其发病率为全部椎间盘突出症的 4% ～ 6%。发病年龄较颈椎病小。发病时间短者数小时，长者数年。根据发病原因及临床表现，常分为急性颈椎间盘突出症、慢性颈椎间盘突出症、

亚急性颈椎间盘突出症 3 个临床类型。本病一般归属中医学"痿证""痹证""头颈痛"等范畴。

## 一、中医辨证治疗

### ❀ 肝肾亏虚

● **证候** 头部、颈部疼痛缠绵不移，四肢无力、痿弱、麻木，神疲乏力，腰膝酸软，头晕耳鸣。舌红

少苔，脉沉细无力。

● **治法** 补肝养肾。

● **组成** 熟地黄、山茱萸、葛根、白芍、鸡血藤各 30 克，当归、牛膝、云苓、续断、杜仲各 10 克，骨碎补、海桐皮各 15 克。

● **用法** 每日 1 剂，水煎取汁，分次服用。

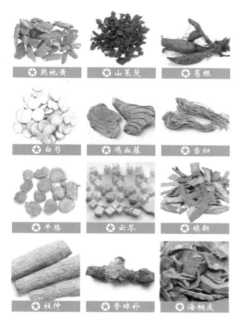

● **治法** 祛痰化瘀。

● **组成** 桃仁、红花、白芍、熟地黄、云苓各 15 克，法半夏、制南星、川芎各 12 克，橘红、枳实、石菖蒲各 10 克。

● **用法** 每日 1 剂，水煎取汁，分次服用。

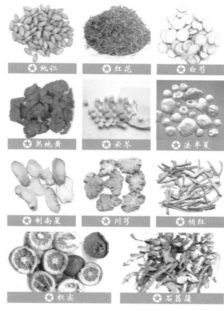

## 痰瘀互结

● **证候** 头部、颈部、背部剧烈疼痛，疼痛位置固定，双上肢或一侧上肢有放射性疼痛，手指麻木，头目昏蒙，不能转侧，发作时伴恶心呕吐、胸闷不适、肢体痿软无力。舌紫暗，苔白腻，脉迟、滑或结代。

## 气滞血瘀

● **证候** 头部、颈部、背部急性剧烈疼痛，有一固定痛点，拒按，双上肢或一侧上肢有放射性急性疼痛，手指发麻，头晕，胸闷，心悸。舌紫暗或见紫斑，脉涩。

● **治法** 行气活血化瘀。

● **组成** 川芎、枳壳、红花、桃

仁各 15 克，赤芍、当归、全蝎、土
鳖虫各 10 克，白芍、葛根各 30 克。

● **用法**：每日 1 剂，水煎取汁，
分次服用。

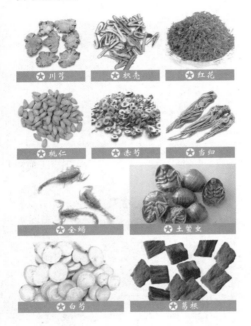

# 二、按摩疗法

### 按揉风池

● **定位** 位于项部，在枕骨之
下，与风府相平，胸锁乳突肌与斜
方肌上端之间的凹陷处。

● **按摩** 用拇指指腹或食指、
中指两指并拢，用力环行按揉风池，
同时头部尽力向后仰，以患者局部
出现酸、沉、重、胀感为宜。

### 按揉风府

● **定位** 位于项部，后发际正中
直上 1 寸，枕外隆凸直下，两侧斜
方肌之间凹陷处。

● **按摩** 用拇指指腹按揉风府 3
分钟，以患者局部出现酸、沉、重、
胀感为宜。

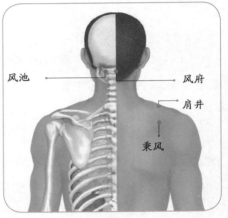

### 按揉肩井

● **定位** 位于肩胛区，第 7 颈椎
棘突与肩峰最外侧点连线的中点。

● **按摩** 用拇指指腹按揉肩井
3 ~ 5 分钟，以患者局部有酸胀感
为宜。

### 按揉秉风

● **定位** 位于肩胛区，肩胛冈中
点上方冈上窝中。

● **按摩** 用拇指指腹按揉秉风 3 分钟，以患者局部出现酸、沉、重、胀感为宜。

## 三、艾灸疗法

### ❧ 灸大椎

● **定位** 位于颈部下端，背部正中线上，第 7 颈椎棘突下凹陷中。

● **艾灸** 用温和灸法灸大椎 15 ～ 20 分钟，灸至患者皮肤产生红晕为止。

### ❧ 灸风池

● **定位** 位于项部，在枕骨之下，与风府相平，胸锁乳突肌与斜方肌上端之间的凹陷处。

● **艾灸** 用温和灸法灸风池 15 ～ 20 分钟，灸至患者皮肤产生红晕为止。

### ❧ 灸肩井

● **定位** 位于肩胛区，第 7 颈椎棘突与肩峰最外侧点连线的中点。

● **艾灸** 用温和灸法灸肩井 15 ～ 20 分钟，灸至患者皮肤产生红晕为止。

### ❧ 灸大杼

● **定位** 位于背部，当第 1 胸椎棘突下，后正中线旁开 1.5 寸。

● **艾灸** 用温和灸法灸大杼 15 ～ 20 分钟，灸至患者皮肤产生红晕为止。

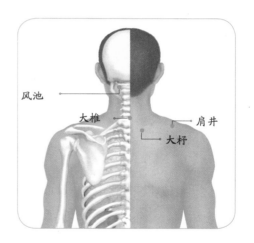

风池　大椎　肩井　大杼

## 四、敷贴疗法

### ❀ 消痛膏

● **组成** 木瓜、蒲公英各 60 克，栀子、土鳖虫、乳香、没药各 30 克，大黄 150 克。

● **用法** 将上药共研细末，治疗时以饴糖或凡士林调配，外敷颈部，每日换药 1 次。

### ❀ 熨风散

● **组成** 羌活、白芷、防风、当归、细辛、芫花、白芍、吴茱萸各 3 克，肉桂 6 克，生赤皮葱 240 克，醋适量。

● **用法** 将生赤皮葱捣烂，其余各药共研细末，与葱和匀，加醋炒热，用布包裹，热熨患处，稍冷即换。

### ❀ 中药热敷方

● **组成** 艾叶、防风、木瓜、杜仲、桂枝、苍术、羌活、独活、伸筋草、苏木、透骨草、千年健、红花、桃仁、土鳖虫、穿山甲、川椒各 10 克，乳香、没药各 5 克。

● **用法** 将上药以细布包好，水煎，热敷颈部、肩背部 10 分钟左右，每日 1 次。

### ❀ 通络渍溻方

● **组成** 伸筋草、冬瓜皮、透骨草各 30 克，木瓜、五加皮各 15 克，花椒、红花各 9 克。

● **用法** 将上药共研细末，装布袋中备用。使用前先用凉水把药袋洒湿，然后放入锅内蒸 20 分钟。药袋取出后用一层干布包裹，放在患者颈部进行渍溻，每次 20 分钟，每日 2 次。每个药袋可反复使用 3 ～ 5 天。每次渍溻前枕头上面要铺一层塑料布，以防药汁流出污染枕头、褥垫。渍溻药袋温度要以患者能耐受为度，防止烫伤皮肤。

# 第六节 颈肩综合征

颈肩综合征是一种颈椎、胸椎关节失稳及其周围肌肉、韧带劳损造成以颈、肩背部疼痛不适甚至颈部活动受限等为主的病症。这类患者轻则常常感到头、颈、肩及手臂麻木，重则导致头晕、头痛、恶心、肢体酸软无力，甚至出现大小便失禁及瘫痪等。该病是一种临床常见病、多发病，好发于中老年人，女性的发病率较高。本病一般属中医学"肩痹""骨痹""肩颈痛"等范畴。

## 一、中医辨证治疗

### 肝肾亏虚

● **证候** 患者颈部强痛，掣引上肢，麻木痛着，可向头部、耳后、胸背及肩、手放射，头颈转动不利，或因活动而加重，或伴头目昏花、倦怠。舌暗，脉沉细。

● **治法** 补肝肾，强筋骨，活血止痛。

● **组成** 葛根、木瓜、枸杞子、熟地黄、骨碎补各 20 克，白芍、鸡血藤各 30 克，仙茅、莱菔子、甘草各 10 克，淫羊藿、狗脊各 15 克。

● **用法** 每日 1 剂，水煎取汁，分次服用。

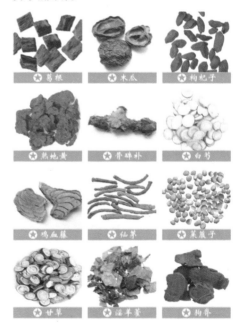

★葛根　★木瓜　★枸杞子
★熟地黄　★骨碎补　★白芍
★鸡血藤　★仙茅　★莱菔子
★甘草　★淫羊藿　★狗脊

## 🪷 风寒湿阻

● **证候** 患者颈部、肩臂或胸背疼痛，颈部活动受限，恶风寒，全身发紧，口不渴。舌淡，苔白，脉浮。

● **治法** 祛寒除湿。

● **组成** 葛根、姜黄、黄芪各20克，羌活、当归、防风、桑枝、茯苓各15克，熟附子、白芍、甘草各10克，蜈蚣2条。

● **用法** 每日1剂，水煎取汁，分2次服用。

● **备注** 风邪偏重者，加大祛风通络药物的剂量，或用防风汤加减治疗；寒邪偏重者，加大散寒止痛药物的剂量，或用乌头汤加减治疗；湿邪偏重者，加大除湿通痹药物的剂量，或用薏苡仁汤加减治疗；化热者，则宜清热通络、疏风除湿，用白虎加桂枝合三妙散化裁治疗。

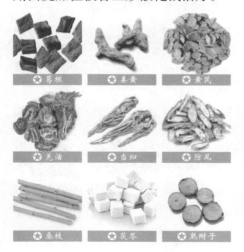

白芍　姜黄　黄芪
羌活　当归　防风
桑枝　茯苓　熟附子

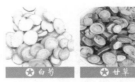

白芍　甘草　蜈蚣

## 🪷 气滞血瘀

● **证候** 患者头、颈、肩、背、四肢麻木、疼痛，多为针刺样痛或抽痛，痛有定处，夜间加重，甚则影响睡眠，或有肩臂部及上肢肌肉萎缩，兼有皮肤干燥不泽、心烦痞闷，或面色无华，倦怠少气。舌紫暗或有瘀斑，脉弦细或细涩。

● **治法** 行气活血，通络止痛。

● **组成** 葛根20克，秦艽、川芎、红花、桃仁、没药、当归、延胡索、香附、甲珠（炮制过的人工养殖穿山甲片）各15克，五灵脂、全蝎各10克。

● **用法** 每日1剂，水煎取汁，分2次服用。

● **备注** 气虚而血瘀者，用补阳还五汤加减。

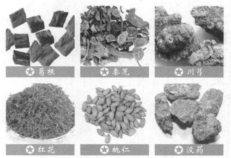

葛根　秦艽　川芎
红花　桃仁　没药

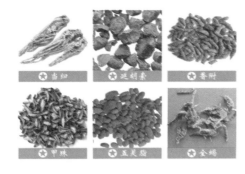

☆当归　☆延胡索　☆香附

☆甲珠　☆五灵脂　☆全蝎

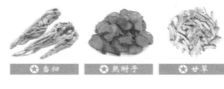

☆当归　☆熟附子　☆甘草

🪷 气虚寒凝

● **证候** 患者颈部、肩臂部冷痛，上肢麻木、疼痛，以麻木为主，怕冷，四肢不温，疲乏无力，伴头晕。舌胖大，苔薄白，脉弦细无力。

● **治法** 补血益气，温经祛寒。

● **组成** 葛根、白芍、党参、天麻、鸡血藤各 20 克，黄芪 30 克，桂枝 12 克，干姜 6 克，延胡索、当归各 15 克，熟附子、甘草各 10 克。

● **用法** 每日 1 剂，水煎取汁，分 2 次服用。

🪷 痰湿留着

● **证候** 患者颈部僵硬，活动受限，有摩擦音，肩臂沉重，麻木不仁，手指疲软，或兼眩晕、胸闷、咽梗，或兼恶心、胃纳不振。舌胖，苔腻，脉弦滑。

● **治法** 益气活血，化痰通络。

● **组成** 葛根、薏苡仁、木瓜各 30 克，半夏、茯苓、枳壳、白芥子、车前子（包煎）、白术、桂枝各 10 克，威灵仙 15 克，生姜 5 片。

● **用法** 每日 1 剂，水煎取汁，分 2 次服用。

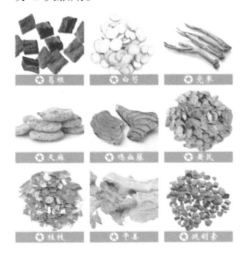

☆葛根　☆白芍　☆党参
☆天麻　☆鸡血藤　☆黄芪
☆桂枝　☆半夏　☆延胡索

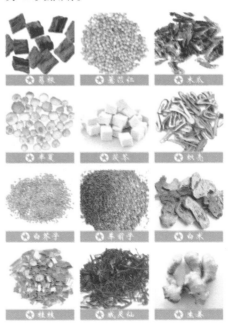

☆葛根　☆薏苡仁　☆木瓜
☆半夏　☆茯苓　☆枳壳
☆白芥子　☆车前子　☆白术
☆桂枝　☆威灵仙　☆生姜

### 痰瘀交结

● **证候** 患者项背刺痛，痛及肩臂，重着麻木，抬举艰辛，畏寒恶风，时喜揉按。舌胖暗，苔白腻，脉沉弦涩。

● **治法** 理气活血，化痰止痛。

● **组成** 熟地黄、葛根、鸡血藤各30克，鹿角胶（烊化）、白芥子、炮姜、穿山甲（为人工养殖穿山甲甲片）各10克，肉桂、麻黄、甘草各6克，威灵仙、秦艽各15克。

● **用法** 每日1剂，水煎取汁，分2次服用。

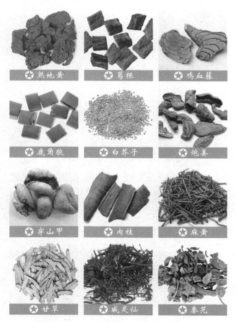

熟地黄　葛根　鸡血藤
鹿角胶　白芥子　炮姜
穿山甲　肉桂　麻黄
甘草　威灵仙　秦艽

# 二、拔罐疗法

### 拔罐大杼

● **定位** 位于背部，当第1胸椎棘突下，后正中线旁开1.5寸。

● **拔罐** 先用梅花针轻叩大杼，以微出血为度。血止后走罐，走至患者皮肤潮红为止。

### 拔罐肩井

● **定位** 位于肩胛区，第7颈椎棘突与肩峰最外侧点连线的中点。

● **拔罐** 先用梅花针轻叩肩井，以微出血为度。血止后走罐，走至患者皮肤潮红为止。

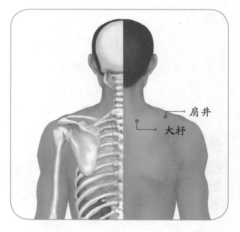

肩井
大杼

### 拔罐曲池

● **定位** 位于肘区，在尺泽与肱骨外上髁连线中点的凹陷处。

● **拔罐** 先用梅花针轻叩曲池，

以微出血为度。血止后走罐，走至患者皮肤潮红为止。

### 拔罐合谷

● **定位** 位于第1、第2掌骨间，第2掌骨桡侧的中点处。

● **拔罐** 先用梅花针轻叩合谷，以微出血为度。血止后走罐，走至患者皮肤潮红为止。

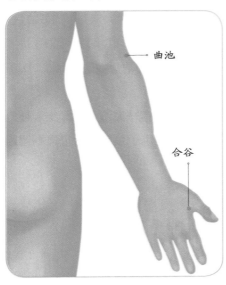
曲池
合谷

**专家指导**

走罐前在罐口和走罐部位均匀涂抹上红花油。起罐后再用艾条温灸10分钟，隔日1次，10次为1个疗程。

## 三、敷贴疗法

### 伸筋草通络热敷方

● **组成** 伸筋草、桑枝、桂枝、艾叶各25克，防风20克，鸡血藤、五加皮、木瓜、牛膝、赤芍各15克，红花、透骨草各10克。

● **用法** 上药研粗末装入布袋中，加少许大青盐，置笼屉上蒸半小时取出，趁热敷于患处，每次30分钟，每日2次。热敷后可结合按摩治疗。

● **主治** 劳损型颈肩综合征。

### 小茴香通络热敷方

● **组成** 小茴香、防风、桂枝、羌活、伸筋草各15克，独活、牛膝、秦艽各10克，细辛5克，艾叶25克，威灵仙30克。

● **用法** 上药研粗末装入布袋中。加少许大青盐，置笼屉上蒸半小时取出，趁热敷于患处，每次30分钟，每日2次。热敷后可结合按摩治疗。

● **主治** 风湿型颈肩综合征。

### 当归外敷方

● **组成** 当归、独活、秦艽、威灵仙、五加皮、防风、防己、苍术、马钱子各等量，川乌加倍。

● **用法** 上药研细末混匀，治疗时取适量，用水调成糊状，间接加热至 45℃，用薄布包好，置于颈、肩、背部痛区，其上使用温度达 60～70℃的石蜡袋，棉垫覆盖保温，每次治疗 30 分钟。每日 1 次，10 次为 1 个疗程。

● **主治** 颈肩综合征。

# 四、药膳食疗

## 川乌粥

生川乌约 5 克，粳米 50 克，姜汁约 10 滴，蜂蜜适量。把生川乌捣碎，研为极细粉末。先煮粳米，粥快成时加入生川乌末，改用小火慢煎，待熟后加入姜汁及蜂蜜，搅匀，稍煮即可。

本品具有祛寒散湿、通利关节、温经止痛之效，适用于颈肩综合征风湿寒侵袭。

## 白芍桃仁粥

白芍 20 克，桃仁 15 克，粳米 60 克。先将白芍水煎取液，约 500 毫升，再把桃仁去皮尖，捣烂如泥，加水研汁，去渣，用二味汁液同粳米煮为稀粥，即可食用。

本品具有养血化瘀、通络止痛之效，适用于颈肩综合征晚期气滞血瘀型。

## 桑枝鸡汤

老桑枝 60 克，老母鸡 1 只，盐少许。将桑枝切成小段，与鸡共煮至烂熟汤浓即成，加盐调味，饮汤吃肉。

本品具有祛风湿、通经络、补气血之效，适用于颈肩综合征风寒湿阻型。

## 蛇肉汤

乌梢蛇肉、胡椒、生姜、食盐各适量，炖汤，肉汤同食，每日 2 次。

本品具有补虚、祛风、散寒之效，适用于颈肩综合征风寒湿阻型。

# 第二章
# 肩部疼痛特效疗法

肩关节是人体活动方向最多、活动范围最大的关节。因此，在日常生活和劳动中，肩部损伤较常见，如急性扭伤、慢性劳损等。

## 第一节 认识肩部疼痛

### 一、肩部的生理结构

肩部是上肢运动的基础。肩关节是人体运动范围最大而又最灵活的关节，但其牢固性和稳定性较差，容易造成肩关节的脱位及软组织损伤。肩关节有肩肱、盂肱、肩锁、胸锁、喙锁和肩胛胸壁六个关节。肩关节是典型的球窝关节，由肱骨头与肩胛骨的关节盂构成。肩关节关节盂小而浅，边缘附有盂唇；关节囊薄而松弛，内有肱二头肌长头腱通过；关节囊外有喙肱韧带、喙肩韧带及肌腱加强其稳固性，唯有关节囊下部无韧带和肌腱加强，最为薄弱，故肩关节脱位时，肱骨头常从下部脱出，脱向前下方。

与肩关节运动有关的肌肉有三角肌、冈上肌、冈下肌、大圆肌、小圆肌、肩胛下肌、斜方肌、背阔肌、肩胛提肌、胸大肌、肱二头肌、喙肱肌、肱三头肌。肩关节囊非常松弛，外层为纤维层，与肩袖内层紧密相连；内层为滑膜层，分泌滑液，包裹肱二头肌腱。滑囊有肩峰下滑囊、三角肌滑囊、喙突下滑囊、大圆肌下滑囊等。这些滑囊可防止关节运动时的过分摩擦，减轻压力，提高运动的灵活性。肩关节关节囊病变时，可发生广泛粘连，过度活动易引起滑囊损伤。

### 二、肩部疼痛的原因

肩关节及其周围的肌肉筋骨疼痛称肩痛。肩后部疼痛往往连及胛背，称肩背痛；肩痛而影响上臂甚至肘部的，称肩臂痛。因这些疼痛均以肩痛为主要临床表现，而其他部位的疼痛也是由于肩痛引起的，故可统称为肩痛。

#### ❀ 肩部筋伤

在日常生活和劳动中，肩部损伤的机会较多，如急性扭伤、慢性劳损。若平素受风寒湿侵袭，再复遭扭伤，则诸邪合而为病，日久气血凝滞、经络不通，导致肩部疼痛及活动障碍。

### ❀ 关节疾病

如风湿性关节炎、肩关节周围炎、肩胛肌劳损、黏液囊炎和肌腱炎等疾患都会引起肩部疼痛。

### ❀ 颈椎病

疼痛多为麻痛，并有向上肢放射的感觉。最常见的疼痛部位除颈部外，主要集中在肩上区，即锁骨上方、肩峰内上方、肩胛冈前上方。

### ❀ 肩周炎

疼痛为持续性钝痛、酸痛和胀痛。疼痛的部位多位于三角肌区，也就是锁骨外下方、肩峰外下方、肩胛冈外下方。

### ❀ 急性颈神经根炎

多见于伏案工作或长期低头劳作的青壮年。起病较急，疼痛剧烈，其疼痛沿神经放射至肩、臂及手指，并可伴有触电样串麻感。

### ❀ 其他疾病

冠心病、胆囊炎、胆石症、颈髓肿瘤、颈性心绞痛、肺癌等都可以引起肩部疼痛。

## 三、肩部疼痛的预防

### ❀ 加强锻炼

经常参加体育锻炼，如做保健体操、打太极拳、散步等，尤应注意臂上举、外展、旋肩运动。另外，不宜长时间提重物，不宜使肩关节长时间受压，不宜过于用力做牵拉动作。

### ❀ 注意保暖

注意起居寒暖，避免在阴冷、潮湿的环境中居住。夏季暑热，不要贪凉受露，避免肩部正对风扇、空调风口等。秋季气候干燥，天气转凉，要防止受风寒侵袭。冬季寒风刺骨，注意保暖。

# 第二节 肩部扭挫伤

肩关节被动活动过度，可引起关节囊、筋膜的损伤或撕裂。重物打击肩部，可引起肌肉或脉络的损伤，导致气血瘀滞，局部肿胀疼痛，功能障碍。若伤筋严重，瘀肿难以消除，可形成继发性漏肩风。

肩部扭挫伤可发生于任何年龄，患者有明显外伤史，多为闭合伤。临床症状常见局部疼痛、肿胀、活动功能障碍。肩部肿痛范围较大者，可根据压痛最敏感的部位，判定受伤的准确位置。本病应注意鉴别是否合并肌腱断裂或骨折，必要时做X线检查。冈上肌腱断裂时，会出现典型的肌力消失，无力外展上臂，如果帮助患肢外展至90°以上后，则渐能自动抬举上臂。

## 一、中医辨证治疗

### 气血瘀滞

● **证候** 局部肿胀，疼痛拒按，功能受限，或见瘀血斑。舌暗或有瘀斑，苔白或薄黄，脉弦或细涩。

● **治法** 活血化瘀，理气止痛。

● **选方** 舒筋活血汤（《伤科补要》），方见"落枕"一节。

### 风寒湿阻

● **证候** 多见于后期，以肩部酸胀痛为主，有沉重感，遇风寒则疼痛加重，得温则疼痛减轻。舌淡，苔薄白或腻，脉紧。

● **治法** 祛风除湿，活血舒筋。

● **选方** 舒筋丸（《中华人民共和国药典》）。

● **组成** 马钱子粉115克，麻黄80克，独活、羌活、桂枝、甘草、千年健、牛膝、乳香（醋制）、木瓜、没药（醋制）、防风、杜仲（盐制）、地枫皮各6克，续断3克。

● **制法** 研末混匀，每100克加炼蜜150~170克制成大蜜丸，即得。

● **用法** 口服。1次1丸，每日1次。

- **注意** 本品含剧毒，应遵医嘱按量服用，不能多服。

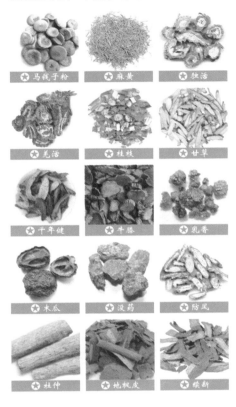

## 二、按摩疗法

### 按揉肩井

- **定位** 位于肩胛区，第 7 颈椎棘突与肩峰最外侧点连线的中点。
- **按摩** 用拇指指腹按揉肩井 3 ~ 5 分钟，以患者局部有酸胀感为宜。

### 按揉天宗

- **定位** 位于肩胛区，肩胛冈中点与肩胛骨下角连线上 1/3 与下 2/3 交点凹陷中。
- **按摩** 用两手拇指指腹按顺时针方向按揉天宗约 1 分钟，然后按逆时针方向按揉约 1 分钟，以患者局部有酸胀感为宜。

### 按揉肩髎

- **定位** 位于肩部，肩髃后方，当肩关节外展时，于肩峰后下方呈现凹陷处。
- **按摩** 用两手拇指指腹按顺时针方向按揉肩髎约 2 分钟，然后按逆时针方向按揉约 2 分钟，以患者局部有酸胀感为宜。

### 按揉肩外俞

- **定位** 位于背部，当第 1 胸椎棘突下，旁开 3 寸。
- **按摩** 用拇指指腹按顺时针方向按揉肩外俞约 2 分钟，然后按逆时针方向按揉约 2 分钟，以患者局部有酸胀感为宜。

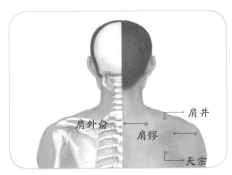

专家指导

按摩以上穴位，有通经活络、清热止痛的作用，可改善肩部扭挫伤的肿痛症状。

红晕为止，每日灸 1 次。

## 三、艾灸疗法

### 🪷 灸肩中俞

- **定位** 位于脊柱区，第 7 颈椎棘突下，后正中线旁开 2 寸。

- **艾灸** 用温和灸法灸肩中俞 10 ~ 15 分钟，灸至患者皮肤产生红晕为止，每日灸 1 次。

### 🪷 灸肩髃

- **定位** 位于三角肌区，肩峰外侧缘前端与肱骨大结节两骨间凹陷中。

- **艾灸** 用温和灸法灸肩髃 10 ~ 15 分钟，灸至患者皮肤产生红晕为止，每日灸 1 次。

### 🪷 灸肩髎

- **定位** 位于肩部，肩髃后方，当肩关节外展时，于肩峰后下方呈现凹陷处。

- **艾灸** 用温和灸法灸肩髎 10 ~ 15 分钟，灸至患者皮肤产生红晕为止，每日灸 1 次。

### 🪷 灸肩贞

- **定位** 位于肩关节后下方，臂内收时，腋后纹头上 1 寸。

- **艾灸** 用温和灸法灸肩贞 10 ~ 15 分钟，灸至患者皮肤产生

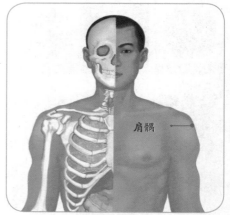

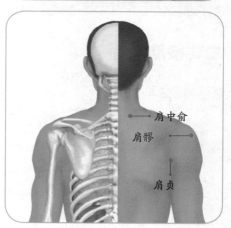

# 四、拔罐疗法

## 拔罐肩髃

● **定位** 位于三角肌区，肩峰外侧缘前端与肱骨大结节两骨间凹陷中。

● **拔罐** 用火罐或气罐吸拔在肩髃上，留罐 10 ~ 15 分钟，以患者局部皮肤泛红、充血为度。

## 拔罐肩贞

● **定位** 位于肩关节后下方，臂内收时，腋后纹头上 1 寸。

● **拔罐** 用火罐或气罐吸拔在肩贞上，留罐 10 ~ 15 分钟，以患者局部皮肤泛红、充血为度。

## 拔罐天宗

● **定位** 位于肩胛区，肩胛冈中点与肩胛骨下角连线上 1/3 与下 2/3 交点凹陷中。

● **拔罐** 用火罐或气罐吸拔在天宗上，留罐 10 ~ 15 分钟，以患者局部皮肤泛红、充血为度。

## 拔罐肩井

● **定位** 位于肩胛区，第 7 颈椎棘突与肩峰最外侧点连线的中点。

● **拔罐** 用火罐或气罐吸拔在肩井上，留罐 10 ~ 15 分钟，以患者局部皮肤泛红、充血为度。

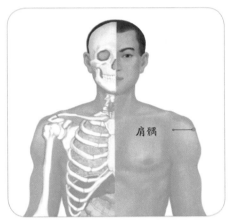

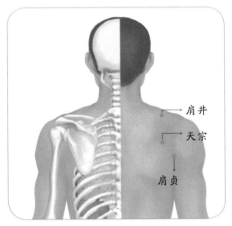

**专家指导**

以肩髃、肩贞、天宗、肩井、肩中俞、臑髃为主穴，配合阿是穴治疗。每日 1 次，每次选 3～4 个主穴，阿是穴 1～2 个。5 次为 1 个疗程，疗程间间隔 3 日；2 个疗程为限。

# 五、敷贴疗法

## 三色敷药

● **组成** 蔓荆子（去衣炒黑）、紫荆皮（炒黑）各 240 克，全当归、五加皮、木瓜、丹参、羌活、赤芍、白芷、片姜黄、独活、天花粉、怀牛膝、威灵仙、木防己、防风、马钱子各 60 克，甘草 18 克，秦艽、川芎各 30 克，连翘 24 克。

● **用法** 共研细末，用蜜或饴糖调拌如厚糊状，敷于患处。

● **功效主治** 舒筋活络，消肿止痛。用于扭挫伤局部肿痛或风寒湿痹痛。

## 舒筋活络膏

● **组成** 海风藤、松节、豨莶草、双钩藤、当归、蓖麻仁各 60 克，木瓜、蚕沙各 30 克，五加皮、穿山龙各 90 克。

● **用法** 以上 10 味粗料，与净茶油 750 克，桐油 250 克同入锅内熬炼，滤去药渣，再加上以下 6 味细料，炒黄丹 500 克，乳香、没药、蚯蚓干各 30 克，麝香 3 克，蛇蜕 15 克。膏成，分摊布上，温贴患处。

● **功效主治** 祛风活络，行血止痛。用于风湿、旧伤引起的关节及软组织疼痛。

## 正骨烫药

● **组成** 当归、羌活、红花、白芷、乳香、没药、骨碎补、续断、防风、木瓜、川椒、透骨草各 12 克。

● **用法** 上药装入布袋内，将布袋放在蒸笼内，蒸热后放在患处烫熨。

● **功效主治** 舒筋活络，祛瘀止痛。用于扭挫伤局部肿痛。

# 第三节 肩部肌肉劳损

肩部肌肉劳损，会出现肩部肌肉发硬，酸胀疼痛，颈椎僵硬，头部后仰困难，手臂酸困疼痛等症状。短时间内患者会持续这些症状。治疗以舒筋通络、行气活血为原则。

## 一、中医辨证治疗

### 气血瘀滞

● **证候** 患者肩部肿胀，疼痛，痛如针刺，急躁易怒。舌暗红瘀紫，苔薄黄，脉沉细涩。

● **治法** 活血化瘀，行气化滞。

● **选方** 复元活血汤（《医学发明》）。

● **组成** 柴胡 15 克，天花粉、当归各 9 克，红花、甘草、穿山甲片（炮）各 6 克，大黄（酒浸）30 克，桃仁 50 个。

● **用法** 水煎服。每日 1 剂，每日 2 次。

### 寒瘀痰结

● **证候** 患者肩部肿胀，疼痛，痛如针刺，口腻不渴。舌暗淡瘀紫，苔白腻，脉沉涩或沉滑。

● **治法** 温阳化瘀，燥湿化痰。

● **选方** 导痰汤（《济生方》）。

● **组成** 半夏 6 克，橘红、茯苓、枳实（麸炒）、天南星各 3 克，甘草 1.5 克。

● **用法** 加姜 10 片，水煎服。

### 气血两虚

● **证候** 患者肩部肿胀，疼痛，痛如针刺，倦怠乏力。舌暗淡瘀紫，苔薄白，脉沉弱涩。

● **治法** 益气补血，活血化瘀。

● **选方** 十全大补汤（《太平惠民和剂局方》）。

● **组成** 人参（去芦）、肉桂（去皮）、川芎、熟地黄、茯苓、白术、甘草（炒）、黄芪、当归（去芦）、白芍各等份。

**用法** 将上药研为细末，每服9克，加生姜3片、大枣2枚，水煎服。

# 二、按摩疗法

## ❀ 按压肩井

● **定位** 位于肩胛区，第7颈椎棘突与肩峰最外侧点连线的中点。

● **按摩** 用拇指指腹稍用力按压肩井3～5分钟，以患者局部有酸胀感为宜。

## ❀ 按压天宗

● **定位** 位于肩胛区，肩胛冈中点与肩胛骨下角连线上1/3与下2/3交点凹陷中。

● **按摩** 用拇指指腹稍用力按压天宗3～5分钟，以患者局部有酸胀感为宜。

## ❀ 按揉肩髎

● **定位** 位于肩部，肩髃后方，当肩关节外展时，于肩峰后下方呈现凹陷处。

● **按摩** 用两手拇指指腹按揉肩髎3～5分钟，以患者局部有酸胀感为宜。

## ❀ 按揉肩髃

● **定位** 位于三角肌区，肩峰外

侧缘前端与肱骨大结节两骨间凹陷中。

● **按摩** 用两手拇指指腹按揉肩髃3～5分钟，以患者局部有酸胀感为宜。

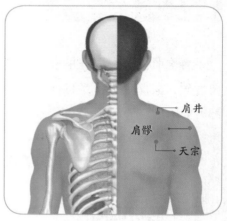

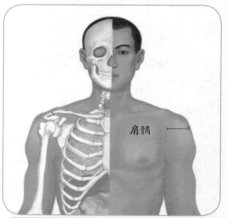

**专家指导**

按摩以上穴位，有消肿止痛、祛风活络的作用，可改善肩部酸痛、肩周炎、上肢痹痛、落枕等病症。

# 三、艾灸疗法

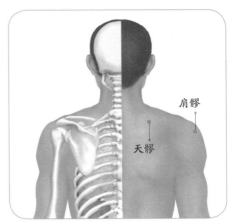

## 灸肩髎

● **定位** 位于肩部，肩髃后方，当肩关节外展时，于肩峰后下方呈现凹陷处。

● **艾灸** 用温和灸法灸肩髎10 ~ 15分钟，灸至患者皮肤产生红晕为止，每日灸1次。

## 灸天髎

● **定位** 位于肩胛骨上角处，当肩井与曲垣之间的中点，横平第1胸椎棘突。

● **艾灸** 用温和灸法灸天髎10 ~ 15分钟，灸至患者皮肤产生红晕为止，每日灸1次。

## 灸手五里

● **定位** 位于臂部，肘横纹上3寸，曲池与肩髃连线上。

● **艾灸** 用温和灸法灸手五里10 ~ 15分钟，灸至患者皮肤产生红晕为止，每日灸1次。

## 灸臂臑

● **定位** 位于臂部，曲池上7寸，三角肌前缘处。

● **艾灸** 用温和灸法灸臂臑10 ~ 15分钟，灸至患者皮肤产生

红晕为止，每日灸1次。

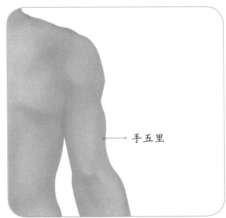

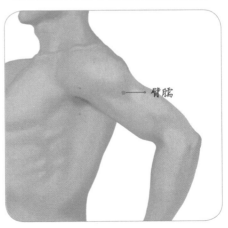

皮肤泛红、充血为度。

# 四、拔罐疗法

### 🪷 拔罐天宗

● **定位** 位于肩胛区，肩胛冈中点与肩胛骨下角连线上 1/3 与下 2/3 交点凹陷中。

● **拔罐** 用火罐或气罐吸拔在天宗上，留罐 10 分钟，以局患者部皮肤泛红、充血为度。

### 🪷 拔罐肩井

● **定位** 位于肩胛区，第 7 颈椎棘突与肩峰最外侧点连线的中点。

● **拔罐** 用火罐或气罐吸拔在肩井上，留罐 10 分钟，以患者局部皮肤泛红、充血为度。

### 🪷 拔罐曲池

● **定位** 位于肘区，在尺泽与肱骨外上髁连线中点的凹陷处。

● **拔罐** 用火罐或气罐吸拔在曲池上，留罐 10 分钟，以患者局部

### 🪷 拔罐肩髃

● **定位** 位于三角肌区，肩峰外侧缘前端与肱骨大结节两骨间凹陷中。

● **拔罐** 用火罐或气罐吸拔在肩髃上，留罐 10 分钟，以患者局部皮肤泛红、充血为度。

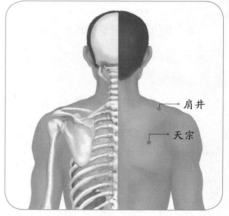

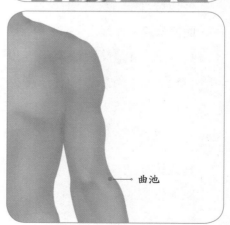

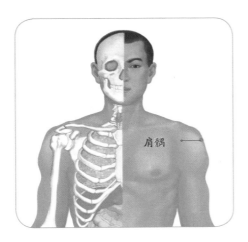

肩髃

● **刮痧** 用刮痧板角部刮拭天宗30 次，力度轻柔，至患者皮肤潮红发热或出痧为度。

🪷 刮拭肩井

● **定位** 位于肩胛区，第 7 颈椎棘突与肩峰最外侧点连线的中点。

● **刮痧** 用面刮法从内向外刮拭肩井 50 次，力度要大，以患者皮肤潮红出痧为度。

🪷 刮拭悬钟

● **定位** 位于小腿外侧，当外踝尖上 3 寸，腓骨前缘。

● **刮痧** 用面刮法从内向外刮拭悬钟 30 次，力度要大，以患者皮肤出痧为度。

---

**专家指导**

拔罐以上穴位，有疏经活络的作用，可改善肩臂痹痛、项强、肩周炎、肩关节粘连、上肢不遂等病症。

## 五、刮痧疗法

🪷 刮拭大椎

● **定位** 位于颈部下端，背部正中线上，第 7 颈椎棘突下凹陷中。

● **刮痧** 用刮痧板厚边棱角刮拭大椎 50 次，力度轻柔，至患者皮肤潮红发热为度，可不出痧。

🪷 刮拭天宗

● **定位** 位于肩胛区，肩胛冈中点与肩胛骨下角连线上 1/3 与下 2/3 交点凹陷中。

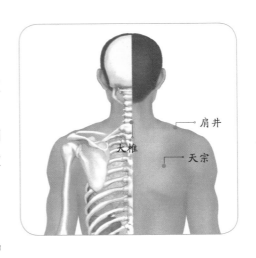

肩井

大椎

天宗

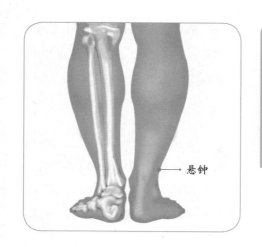

悬钟

# 第四节 肱骨外上髁炎

肱骨外上髁炎是指肘外侧肌腱发炎疼痛。因最先发现网球运动员经常发生肘关节外侧疼痛而得名网球肘。其实，只要肘关节活动过度、强度过大者均易得此病。该病又称"肱桡关节滑囊炎""前臂伸肌总腱炎"及"肱骨外上髁软组织劳损"等。疼痛是由于负责手腕及手指背伸的肌肉重复用力而劳损引起的。

患者会在用力抓握或提举物体时感到患部疼痛。肱骨外上髁炎是过劳性综合征的典型例子。研究显示，手腕伸展肌，特别是桡侧腕长伸肌，在手腕伸直及向桡侧用力时，张力十分大，容易出现肌肉筋骨连接处的部分纤维过度拉伸，形成轻微撕裂。

# 一、中医辨证治疗

## 肝肾不足

● **证候** 患者关节疼痛，筋骨软弱，活动困难，或见肢体麻木，手足拘挛，伴头晕耳鸣。舌淡，苔薄白，脉细弱。

● **法治** 滋肝补肾。

● **组成** 怀牛膝、杜仲、枸杞子、白芍、当归、熟地黄、党参各 15 克，续断、补骨脂、白术各 12 克，炙甘草 10 克。

● **用法** 每日 1 剂，水煎取汁，分次服用。

## 气血两虚

● **证候** 患者肘部反复疼痛，酸软乏力，遇劳则疼痛加剧，休息后痛减，伴神疲气短、心悸头晕、面色无华、失眠健忘。舌淡，苔薄白，脉细弱。

● **法治** 益气养血。

● **组成** 当归、赤芍、川芎、熟地黄各 12 克，党参 18 克，茯苓、桑寄生各 15 克，白术 10 克，甘草 8 克。

● **用法** 每日 1 剂，水煎取汁，分次服用。

## 气滞血瘀

● **证候** 患者肘部疼痛，痛如针刺，固定不移，屈伸不能，扪之局部僵硬，有时可出现皮肤青紫。舌紫暗，边有瘀斑，苔薄黄，脉涩。

● **法治** 益气化瘀。

● **组成** 牛膝、牡丹皮、红花、泽兰、大黄各 10 克，当归、赤芍、丹参、黄柏、乳香、没药各 12 克，桃仁、三七粉各 8 克，甘草 6 克。

● **用法** 每日 1 剂，水煎取汁，分次服用。

## 寒湿内侵

● **证候** 患者肘部关节肿痛，疼痛较剧，得温则缓，遇寒则加剧，活动迟涩或肢体重着麻木，肢倦恶寒，便溏，溲清长。苔薄白而滑，脉多沉紧。

● **法治** 祛寒除湿。

● **组成** 桂枝、白芷、红花、赤芍、甘草各 9 克，白芍 30 克，麻黄 6 克，制川乌（先煎）、苍术、木瓜各 10 克，威灵仙 15 克，细辛 3 克，生姜 3 片，大枣 5 枚。

● **加减** 得热痛减，遇冷加剧者，加鹿衔草 12 克，附子 6 克；每逢阴雨风冷发作者，加鹿衔草 12 克，羌活、茯苓各 9 克；兼见寒热者，加鹿衔草 12 克，防风 9 克；局部红肿灼热、痛不可触者，去生姜、制川乌、细辛，加石膏 30 克、知母 9 克，鹿衔草 12 克；病久活动受限者，加鹿衔草 12 克，当归、桃仁各 9 克。

● **用法** 每日 1 剂，水煎取汁，分次服用。

## 二、按摩疗法

### 点按曲池

● **定位** 位于肘区，在尺泽与肱骨外上髁连线中点凹陷处。

● **按摩** 用拇指指腹点按曲池 20 ～ 30 次，以患者局部有酸胀感为宜。

### 点按手三里

● **定位** 位于前臂，肘横纹下 2 寸，阳溪与曲池连线上。

● **按摩** 用拇指指腹点按手三里 20 ～ 30 次，以患者局部有酸胀感为宜。

### 点按尺泽

● **定位** 位于肘区，肘横纹上，肱二头肌腱桡侧缘凹陷中。

● **按摩** 用拇指指腹点按尺泽 20 ～ 30 次，以患者局部有酸胀感为宜。

### 点按合谷

● **定位** 位于第 1、第 2 掌骨间，第 2 掌骨桡侧的中点处。

● **按摩** 用拇指指腹点按合谷 20 ～ 30 次，以患者局部有酸胀感为宜。

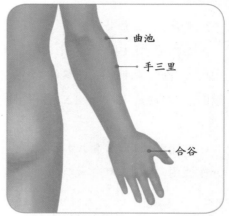

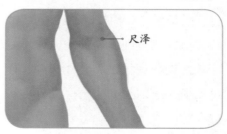

**专家指导**

点按以上穴位，再使用按法、揉法沿肱骨外侧髁向前臂推拿，有舒筋活络、松解粘连之效，可明显减轻肱骨外上髁炎所带来的疼痛症状。

# 三、敷贴疗法

## 消痛散

● **组成** 生麻黄、生半夏、生南星、白芥子各100克，生草乌、生川乌、白芷、细辛、红花各60克，血竭40克，吴茱萸80克，冰片70克。

● **制法** 将上药共研细末，用蜂蜜作为基质，将其搅拌成糊状，置罐中备用。

● **用法** 用时按患者患处面积大小，摊在布上或绵纸上，敷贴于患处，外用绷带包扎固定。2～3天更换1次，3次为1个疗程。

## 温经散

● **组成** 肉桂、附片、羌活、防风、当归尾各500克，海风藤1000克，莪术、三棱各300克，生南星、生川乌、生草乌各150克，蛇床子、花椒各100克，细辛60克，冰片、樟脑各5克，马钱子3克，蟾蜍0.5克。

● **制法** 将上药共研细末，过100目筛后分装于小纱布袋中，每袋约20克。

● **用法** 使用时用食醋浸湿药袋，外敷患处，上置热水杯加热10分钟至患者自觉有蒸汽灼烫皮肤，每日2次。3天换药1次。

## 归马散

● **组成** 当归、姜黄、伸筋草、透骨草、威灵仙、木瓜、三七、血竭各15克，制马钱子、细辛、制川乌、制草乌、桂枝、川芎、红花、土鳖虫各10克，枳实12克，蜈蚣1条。

● **制法** 将上药共研细末备用。

● **用法** 用时取50～100克，以蜂蜜及蛋清调成糊状，敷于患处，再用适当药棉缠绕。每5天换药1次，1个月为1个疗程。

## 血竭散

● **组成** 血竭150克，冰片2克，乳香、没药、红花各25克，朱砂、儿茶各20克。

● **制法** 将上药烘干，共研极细末，收贮于瓷瓶中备用。

● **用法** 用时取药末适量，以酒调成糊状，外敷于曲池、手三里、肘髎和阿是穴。每日换药1次，7天为1个疗程。

# 第五节 肩周炎

肩关节周围炎简称肩周炎，俗称"五十肩""漏肩风""冰冻肩"等，是中老年人常见疾病，属于中医"痹证"范围。临床表现以肩部疼痛、肩关节活动障碍为主。由于肩部肌肉、肌腱、滑囊、关节囊等受到外伤或长期劳损，引起无菌性炎症、变性，肩关节内外粘连发生疼痛，导致肩关节正常活动受限。本病早期可见肩关节周围肿胀、疼痛，夜晚、气候变冷、局部受寒时加重，影响患者正常睡眠。本病晚期可见肿痛减轻，肩关节活动受限，肩部肌肉萎缩，重则肩关节僵直，患者不能梳头、摸背、系腰带和刷牙洗脸。

中医认为，本病病机为年老体弱，气血不足，筋失所养，风寒湿邪侵入机体，肩部筋脉气血阻滞。根据本病患者局部的症状，特别是疼痛的性质，病程的长短，发病的诱因，结合全身表现，临床按中医八纲辨证方法对患者辨证施治。一般急性期应以祛邪、行气、活血、止痛为主，必要时采取中西医结合的方法，给予患者消炎镇痛药物。急性期过后，以益气、养血、舒筋、活络为主治疗，并使患者进行循序渐进的被动和主动的功能锻炼配合治疗。

# 一、中医辨证治疗

## ✿ 风寒湿痹

● **证候** 初起患者肩颈疼痛，如刀割样、针刺样、酸麻样。由于疼痛，患者把肩向患侧倾斜以求缓解，并常以健侧手承托患侧上臂，患肩被轻微碰撞即疼痛难忍，往往拒绝检查，轻微的活动即可诱发疼痛加剧，故不敢活动。上举和后伸活动受限。局部不红、不肿，微热或不热。舌苔薄白，脉弦或紧。

● **治法** 祛风，散寒，除湿，止痛。

● **选方** 蠲痹汤（《百一选方》）加减。

● **组成** 羌活、姜黄、当归、蜜炙黄芪、赤芍、防风各9克，炙甘草3克。

● **用法** 每日1剂，加生姜3片，水煎服。

● **加减** 肩颈痛为游走性，手指麻木，风重者，加桑枝、秦艽；伴眩晕者，加天麻；遇冷加重，形寒肢冷，肩部冷感，寒重者，加附子、桂枝、细辛；沉倦眩晕，胃纳呆滞，湿重者，加防风、法半夏、苍术、石菖蒲；关节重痛、微肿、痰湿素盛者，加法半夏、白芥子；关节疼痛剧烈时，可服腰椎痹痛丸止痛。

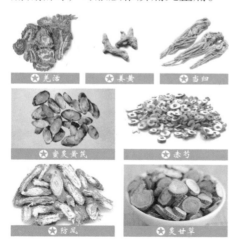

★羌活　★姜黄　★当归
★蜜炙黄芪　★赤芍
★防风　★炙甘草

### 邪郁化热

● **证候** 治疗不当，风寒湿邪郁而化热，患者恶风，口渴，肩部灼热、红肿、疼痛较剧烈。舌红，苔黄燥，脉弦数。

● **治法** 清热，利湿，疏风，通络。

● **用法** 每日1剂，水煎服。

● **选方** 宣痹汤（《温病条辨》）加减。

● **组成** 防己、杏仁、连翘、薏苡仁、法半夏、赤小豆皮、山栀子各9克，滑石15克，蚕沙3克。

● **加减** 热盛者，加黄芩、金银花藤；局部瘀红者，加生地黄、牡丹皮；口渴甚者，加石膏、天花粉。

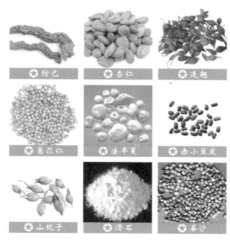

★防己　★杏仁　★连翘
★薏苡仁　★法半夏　★赤小豆皮
★山栀子　★滑石　★蚕沙

### 气血瘀滞

● **证候** 肩部重坠胀痛，夜间加重，压痛明显，活动有阻滞感，上肢麻木。舌有瘀斑或舌暗晦，苔薄，脉弦。

● **治法** 行气，活血，化瘀。

● **选方** 身痛逐瘀汤（《医林改错》）加减。

● **组成** 秦艽、川芎、甘草、没药、五灵脂、地龙各6克，桃仁、当归各9克，红花、羌活、香附各3克。

● **用法** 每日1剂，水煎服。

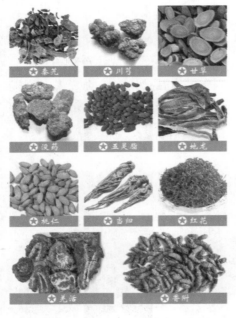

### 气血不足，肝肾亏损

● **证候** 起病隐袭，缓慢加重，或失治日久。患者肩部疼痛不剧，绵绵不休，局部不红、不肿、不热。筋腱松弛，肌肉消瘦。重者肩关节半脱位。舌淡，苔薄白或无苔，脉大或细缓无力。

● **治法** 益肝肾，补气血，祛风，除湿，止痛。

● **选方** 独活寄生汤（《备急千金要方》）加减。

● **组成** 独活9克，桑寄生、杜仲、牛膝、细辛、秦艽、茯苓、肉桂心、防风、川芎、党参、甘草、当归、白芍、干地黄各6克。

● **用法** 每日1剂，水煎服。

● **加减** 气血瘀滞者，加田七；阳虚偏重者，加附子；阴虚偏重者，去细辛、肉桂心，加黄精、龟甲；湿重者，加防己；风重者，加白花蛇。

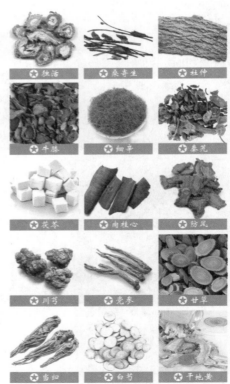

## 二、按摩疗法

### 按揉肩井

● **定位** 位于肩胛区，第7颈椎棘突与肩峰最外侧点连线的中点。

● **按摩** 用拇指指腹按揉肩井3~5分钟，以患者局部有酸胀感为宜。

### 按揉肩贞

● **定位** 位于肩关节后下方，臂内收时，腋后纹头上1寸。

● **按摩** 用拇指按压肩贞大约1分钟，然后按揉约2分钟，以患者局部有酸胀感为宜。

### 按揉天宗

● **定位** 位于肩胛区，肩胛冈中点与肩胛骨下角连线上1/3与下2/3交点凹陷中。

● **按摩** 用两手拇指指腹按顺时针方向按揉天宗约1分钟，然后按逆时针方向按揉约1分钟，以患者局部有酸胀感为宜。

### 按揉肩髎

● **定位** 位于肩部，肩髃后方，当肩关节外展时，于肩峰后下方呈现凹陷处。

● **按摩** 用两手拇指指腹按顺

时针方向按揉肩髎约2分钟，然后按逆时针方向按揉约2分钟，以患者局部有酸胀感为宜。

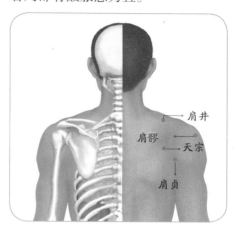

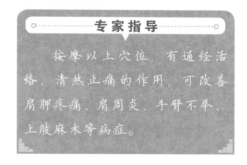

**专家指导**

按摩以上穴位，有通经活络、清热止痛的作用，可改善肩胛疼痛、肩周炎、手臂不举、上肢麻木等病症。

## 三、艾灸疗法

### 灸天宗

● **定位** 位于肩胛区，肩胛冈中点与肩胛骨下角连线上1/3与下2/3交点凹陷中。

● **艾灸** 用温和灸法灸天宗10~15分钟，灸至患者皮肤产生红晕为止，每日灸1次。

### 灸肩髃

● **定位** 位于三角肌区，肩峰外侧缘前端与肱骨大结节两骨间凹陷中。

● **艾灸** 用温和灸法灸肩髃10 ~ 15 分钟，每日灸 1 次，灸至患者皮肤产生红晕为止。

### 灸肩髎

● **定位** 位于肩部，肩髃后方，当肩关节外展时，于肩峰后下方呈现凹陷处。

● **艾灸** 用温和灸法灸肩髎10 ~ 15 分钟，灸至患者皮肤产生红晕为止，每日灸 1 次。

### 灸肩贞

● **定位** 位于肩关节后下方，臂内收时，腋后纹头上 1 寸。

● **艾灸** 用温和灸法灸肩贞10 ~ 15 分钟，灸至患者皮肤产生红晕为止，每日灸 1 次。

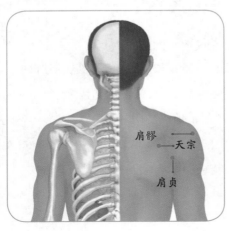

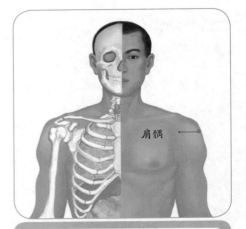

**专家指导**

艾灸以上穴位有活血通络、消炎止痛的作用，可改善肩背疼痛、肩胛痛、肋间神经痛、落枕、肩周炎等病症。

## 四、拔罐疗法

### 拔罐大椎

● **定位** 位于后正中线上，第 7 颈椎棘突下凹陷中。

● **拔罐** 用火罐或气罐吸拔在大椎上，留罐 10 分钟，以患者局部皮肤泛红、充血为度。

### 拔罐肩贞

● **定位** 位于肩关节后下方，臂内收时，腋后纹头上 1 寸。

● **拔罐** 用火罐或气罐吸拔在肩贞上，留罐 10 分钟，以患者局部皮肤泛红、充血为度。

### ❁ 拔罐巨骨

● **定位** 位于肩上部，锁骨肩峰端与肩胛冈之间凹陷中。

● **拔罐** 用火罐或气罐吸拔在巨骨上，留罐10分钟，以患者局部皮肤泛红、充血为度。

### ❁ 拔罐天宗

● **定位** 位于肩胛区，肩胛冈中点与肩胛骨下角连线上1/3与下2/3交点凹陷中。

● **拔罐** 用火罐或气罐吸拔在天宗上，留罐10分钟，以患者局部皮肤泛红、充血为度。

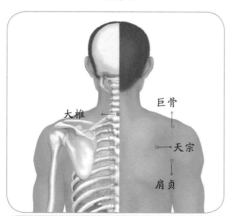

大椎
巨骨
天宗
肩贞

**专家指导**

拔罐以上穴位有疏经活络、消肿止痛的作用，可改善肩臂疼痛、肩周炎等病症。

# 五、刮痧疗法

### ❁ 刮拭风池

● **定位** 位于项部，在枕骨之下，与风府相平，胸锁乳突肌与斜方肌上端之间的凹陷处。

● **刮痧** 以单角刮法刮拭头部风池30次，以患者皮肤发红为度。

### ❁ 刮拭肩外俞

● **定位** 位于背部，第1胸椎棘突下，旁开3寸。

● **刮痧** 用刮痧板角部从后颈刮至肩外俞30次，力度轻柔，以患者皮肤潮红发热为度，可不出痧。

### ❁ 刮拭肩髎

● **定位** 位于肩部，肩髃后方，当肩关节外展时，于肩峰后下方呈现凹陷处。

● **刮痧** 用刮痧板角部刮拭肩髎30次，以患者皮肤出痧为度。

### ❁ 刮拭后溪

● **定位** 位于第5指掌关节后尺侧的远侧掌横纹头赤白肉际处。

● **刮痧** 涂抹适量的刮痧油于后溪处，重刮30次，以患者皮肤出痧为度。

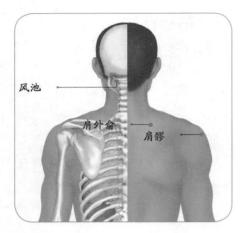

风池
肩外俞
肩髎

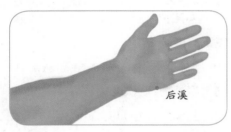

后溪

**专家指导**

刮拭以上穴位有疏经活络、祛风止痛的作用，可改善颈部强痛、颈椎病、肩背疼痛等病症。

# 六、药膳疗法

### 葱姜花椒饮

大葱、生姜各 15 克，花椒 3 克，红糖 20 克。将大葱、生姜、花椒捣烂，与红糖一同放入保温杯中，冲入沸水，等候适宜的饮用温度即可。代茶饮用，每日 1 剂。

本品有除湿止痛的作用，适用于风寒湿邪所致痹痛及肩周炎，但风热痹痛者不宜服用。

### 木瓜苍术饮

木瓜 25 克，苍术 15 克，当归、薏苡仁各 50 克。上药水煎 2 次，每煎取汁 250 毫升，两煎所得药汁混合。代茶饮用，每日 1 剂。

本品有舒筋活络、燥湿止痛的作用，适用于风湿痹痛、关节不利及肩周炎。

### 淫羊藿木瓜饮

淫羊藿 15 克，川木瓜 12 克，甘草 9 克。上药研为粗末，放入保温杯中，冲入沸水浸泡。代茶饮用，每日 1 剂。

本品有舒筋活络、祛风除湿、止痛的作用，适用于筋节挛缩、风湿疼痛及肩周炎。

### 淮杞蛇肉汤

蛇肉 30 克，怀山药 15 克，枸杞子 9 克，生姜 4.5 克，大枣 8 枚，调料适量。前五味加水煮汤，调味即成。佐餐食用。

本品有祛寒逐湿、化瘀活血的作用，适用于风寒湿痹型肩周炎。

# 第三章
# 腰部疼痛特效疗法

腰椎是脊柱负重量较大、活动又较灵活的部位，在身体各部位运动时起枢纽作用，是日常生活中活动最多的部位之一。因此，腰部的肌肉、筋膜、韧带、小关节突、椎间盘等易于受损，从而产生一系列腰部疼痛的疾患。

# 第一节 认识腰部

## 一、腰部的生理结构

腰部主要是由腰椎、韧带和相关的肌肉、神经等组织构成。腰椎是人体脊柱中位于胸椎和骶骨之间的部分。正常人腰椎骨有5块，腰椎的曲度为向前凸。正常人的脊柱从后方看是直的。腰椎是人体脊柱中活动范围较大、承受负荷最大，也是退变较早、发病率最高的部位。腰椎是由椎骨、椎间盘构成，而椎间关节的构造犹如晾衣架。

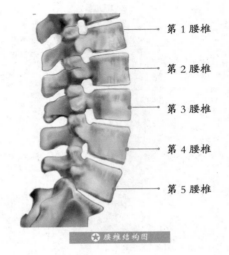

第1腰椎

第2腰椎

第3腰椎

第4腰椎

第5腰椎

★腰椎结构图

椎间盘位于两椎体之间，通过薄层的透明软骨与椎体相连，由纤维环、髓核和软骨终板三部分构成。纤维环由纤维及纤维软骨组织构成，横断面上呈环形层状排列，前面及两侧厚，后面及后外侧薄。各层之间相互交织，有利于包围髓核、承受压力，使腰椎向各方都可做较大范围的活动。纤维环变性早于其他

组织，特别是后外侧薄弱处。研究发现，正常的椎间盘可承受7000千帕（相当于69个标准大气压）的压力，而损伤的或老化的椎间盘约在350千帕压力下就可断裂，这表明椎间盘的损伤或老化与腰腿痛的发生、发展有关。

## 二、腰部疼痛的类型

### 🪷 弯腰、挑重担、举重物时腰痛

当用力弯腰、挑重物或举重物时，突然发生腰痛，且腰椎两旁肌肉发生痉挛而有触痛，提示可能为急性腰扭伤或腰肌劳损。

### 🪷 腰痛向下肢放射

腰痛如"炸裂"一样痛，并向大腿后侧、腋窝、小腿外侧放射，有针刺或电击样感觉，腰痛过后下肢感到麻胀。患者躺下后症状减轻，站立、行走，甚至咳嗽、打喷嚏、排便用力时，腰痛加重，提示可能为腰椎间盘突出症。腰痛，尤以第4～第5腰椎旁疼痛明显，并向一侧下肢放射，甚至有明显的麻胀感，平卧时患侧下肢不能直腿抬起，提示可能为根性坐骨神经痛。

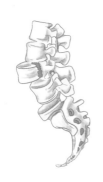

**腰椎滑脱**

指在椎弓上下关节突之间的部分也就是峡部，发生断裂，使腰椎分为两部分。

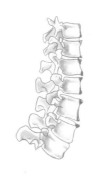

**腰椎变形突出**

椎间板老化失去弹性，又因为脊柱的压力逐渐被压扁，使椎体四周的骨质增生，骨刺突出引发慢性腰痛。

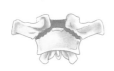
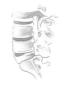

**腰椎分离**

椎骨关节的部分出现骨折或分离的状况时，人体会感到腰部沉重酸痛，严重的话还会出现脚部麻木疼痛。

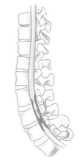

**腰椎椎管狭窄**

椎管出现异常变窄，骨髓就会压迫马尾神经，导致腰痛麻木、脚痛等。

⭐ 常见腰椎病变

### ❀ 一侧腰腹突发"刀割"样绞痛

一侧腰腹部突然发生"刀割"样绞痛，沿输尿管走行方向放射到下腹部、会阴及大腿内侧，可持续几分钟到几小时。腰痛发作时患者弯腰弓背、坐卧不宁、面色苍白，大汗淋漓。疼痛后多有不同程度的血尿，多见于泌尿系结石。

### ❀ 腰痛伴尿频、尿急、尿痛

腰痛伴有小便次数多、小便急、尿痛，提示可能为泌尿系感染。

### ❀ 腰痛伴肾区叩击痛

腰痛，当叩击腰部时疼痛尤剧，应考虑到肾盂肾炎、肾结核、肾周围脓肿等肾脏疾病。

### ❀ 腰痛卧床加重

腰痛在卧床时加重，起床后反而减轻，应考虑腰纤维组织炎。

### ❀ 腰痛伴白带增多

许多妇女腰酸痛、白带多，多因生殖系统炎症引起，如子宫颈炎、盆腔炎、附件炎等。

### ❀ 房劳、产育过多后腰痛

房事过频、妇女生育子女过多或者流产次数过多后出现腰部酸痛，其他检查均正常。此即中医所说肾气亏虚、腰府失养所致。

## 三、腰痛的病因病机

### ❀ 外邪侵袭

多由居处潮湿，或劳作汗出当风致衣裹冷湿，或冒雨着凉，或长夏之季劳作于湿热交蒸之处,寒湿、湿热、暑热等六淫邪毒乘劳作之虚侵袭腰府，造成腰部经脉受阻、气血不畅而发生腰痛。若寒邪为病，寒伤阳，主收引，腰府阳气既虚，络脉又壅遏拘急，故生腰痛。若湿邪为病，湿性重着、黏滞、下趋，滞碍气机，可使腰腹经气郁而不行，血络瘀而不畅，以致肌肉筋脉拘急而发腰痛。感受湿热之邪，热伤阴，湿伤阳，且湿热黏滞，壅遏经脉，气血郁而不行以致腰痛。

### ❀ 气滞血瘀

腰部持续用力，劳作太过，或长期体位不正，或腰部用力不当，屏气闪挫，跌仆外伤，劳损腰府筋脉气血,或久病入络,气血运行不畅，均可使腰部气机壅滞，血络瘀阻而生腰痛。

## 肾亏体虚

先天禀赋不足，加之劳累太过，或久病体虚，或年老体衰，或房事不节，以致肾精亏损，无以濡养腰府筋脉而发生腰痛。历代医家都认为肾亏体虚是腰痛的重要病机。如《灵枢·五癃津液别》说："虚，故腰背痛而胫酸。"《景岳全书·腰痛》也认为："腰痛之虚证十居八九。"

# 四、腰痛的预防

## 防风寒湿

改善阴冷潮湿的生活、工作环境，勿坐卧湿地，勿冒雨涉水，劳作汗出后及时擦拭身体，更换衣服，或饮姜汤水驱散风寒。

## 体育锻炼

适当的体育活动和体力劳动，可在一定的程度上使无力的肌肉得到强壮，挛缩的肌肉得到伸展，僵硬的关节恢复灵活。体育锻炼方式可根据自己的工作性质选择，如工间操、广播操、太极拳和适当的体力劳动等。长期坚持即可收到一定效果。

## 注意劳动姿势

注重劳动时腰部用力应适当，不可强力举重，不可负重久行，坐、卧、行走保持正确姿势，若需做腰部用力或弯曲的工作时，应定时做松弛腰部肌肉的体操。

## 纠正不良姿势

良好的坐立姿势，可使脊柱和下肢保持在良好的排列线上，使重力达到平衡，以免部分组织受到过度的不平衡牵张，造成脊柱畸形而引起姿势性腰痛。

已患腰痛的患者，除继续注意上述事项外，腰部用力更应小心，必要时戴腰托，以减轻腰部的受力负荷。根据腰痛的寒热情况，可局部进行热熨、冷敷等。慢性腰痛宜配合按摩、理疗促进其康复。湿热腰痛慎食辛辣醇酒，寒湿腰痛慎食生冷寒凉食品。

# 第二节 急性腰扭伤

急性腰扭伤亦称"闪腰"，是生活中较为常见的一种外伤，好发于下腰部，以青壮年为多见。患者伤后腰部活动受限，不能挺直，俯、仰、扭转感到困难，咳嗽、喷嚏、大小便时疼痛加剧。腰肌扭伤后，有时一侧或两侧当即发生疼痛；有时可以受伤后半天或隔夜才出现疼痛，腰部活动不利，静止时疼痛稍轻，活动或咳嗽时疼痛较甚。检查时有明显的局部肌肉紧张、压痛及牵引痛，但无瘀血现象。

## 一、中医辨证治疗

### 气滞血瘀

● **证候** 腰部有外伤史，腰痛剧烈，痛有定处，刺痛，痛处拒按，腰部板硬，活动困难。舌暗紫，或有瘀斑，苔薄白或薄黄，脉沉涩。

● **治法** 活血化瘀，行气止痛。

● **选方** 身痛逐瘀汤加减，方见"肩周炎"节。

### 湿热内蕴

● **证候** 伤后腰痛，痛处伴有热感，或见肢节红肿，口渴不欲饮，小便短赤，或大便里急后重。舌红，苔黄腻，脉濡数或滑数。

● **治法** 清湿利热，化瘀止痛。

● **选方** 二妙散（《丹溪心法》）。

● **组成** 黄柏（炒）、苍术（米泔浸炒）各等份。

● **用法** 上药共研细末。每服3~9克，白开水或生姜汤送下。亦可改用饮片作汤剂水煎服，各药用量可根据病情酌定。

## 二、按摩疗法

### 按揉肾俞

● **定位** 位于腰部，当第2腰椎棘突下，后正中线旁开1.5寸。

● **按摩** 用双手拇指按压肾俞

约 1 分钟，再按顺时针方向按揉约 1 分钟，然后按逆时针方向按揉约 1 分钟，以患者局部出现酸胀感为佳。

### ❀ 按揉命门

● **定位** 位于腰部，当后正中线上，第 2 腰椎棘突下凹陷处。

● **按摩** 用拇指按顺时针方向按揉命门约 2 分钟，然后按逆时针方向按揉约 2 分钟，以患者局部出现酸胀感为佳。

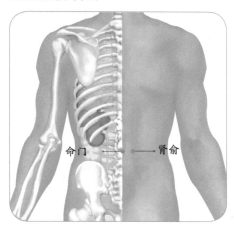

命门 ——— 肾俞

### ❀ 按揉委中

● **定位** 位于腘横纹中点，当股二头肌腱与半腱肌腱的中间。

● **按摩** 用拇指按揉委中 3 ~ 5 分钟，力度适中，手法连贯，以患者局部有胀痛感为宜。

### ❀ 点按承山

● **定位** 位于小腿后侧，腓肠肌两肌腹与肌腱交角处。

● **按摩** 用两手拇指指端点按两侧承山，力度以患者稍感酸痛为宜，一压一松为 1 次，连做 10 ~ 20 次。

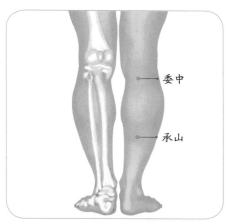

委中

承山

**专家指导**

按摩以上穴位有行气活血、舒筋通络、解痉止痛的作用，对急性腰扭伤有较好的疗效。

## 三、艾灸疗法

### ❀ 灸肾俞

● **定位** 位于腰部，当第 2 腰椎棘突下，后正中线旁开 1.5 寸。

● **艾灸** 用温和灸法灸肾俞

15 ~ 20 分钟，灸至患者皮肤产生红晕为止。

### 灸腰阳关

● **定位** 位于脊柱区，后正中线上，第 4 腰椎棘突下凹陷中。

● **艾灸** 用温和灸法灸腰阳关15 ~ 20 分钟，灸至患者皮肤产生红晕为止。

### 灸大肠俞

● **定位** 位于腰部，当第 4 腰椎棘突下，后正中线旁开 1.5 寸。

● **艾灸** 用温和灸法灸大肠俞10 ~ 15 分钟，灸至患者皮肤产生红晕为止。

### 灸委中

● **定位** 位于腘横纹中点，当股二头肌腱与半腱肌腱的中间。

● **艾灸** 用温和灸法灸委中10 ~ 15 分钟，灸至患者皮肤产生红晕为止。

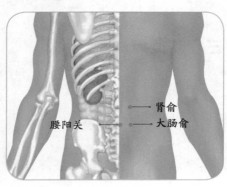

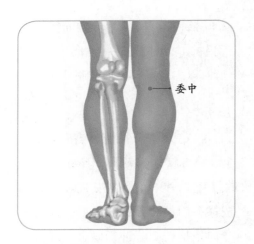

**专家指导**

加灸阿是穴，每天 1 ~ 2 次。艾灸以上穴位有行气活血、舒筋止痛的作用，对急性腰扭伤有较好的疗效。

## 四、拔罐疗法

### 拔罐阿是穴

● **定位** 位于病痛局部或敏感反应点。

● **拔罐** 用火罐吸拔在阿是穴上，留罐 10 分钟，以局部皮肤泛红、充血为度。

### 拔罐委中（患侧）

● **定位** 位于腘横纹中点，当股二头肌腱与半腱肌腱的中间。

● **拔罐** 用火罐吸拔在委中上，

留罐 10 分钟，以局部皮肤泛红、充血为度。

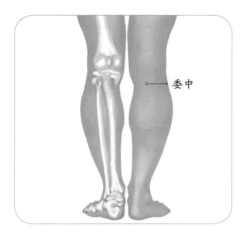

委中

**专家指导**

使患者采取俯卧位，寻找其压痛最明显处，即压痛点，常规消毒。施术者持三棱针在患者压痛点先点刺 2 ~ 3 下，再用闪火法拔罐。然后嘱患者手扶桌案，足跟着地，用力挺直膝关节，使血络显露。常规消毒后，对准委中区域瘀血明显的静脉迅速刺入 1 ~ 2 分，随即迅速退出。待血色由黑紫转为鲜红，用消毒干棉球按压出血点压迫止血。每日 1 次，中病即止。

# 五、刮痧疗法

### 刮拭腰俞

● **定位** 位于骶区，正对骶管裂孔，后正中线上。

● **刮痧** 用刮痧板角部从上往下刮拭腰俞 1 ~ 3 分钟，以患者皮肤潮红出痧为度。

### 刮拭大肠俞

● **定位** 位于腰部，当第 4 腰椎棘突下，后正中线旁开 1.5 寸。

● **刮痧** 用刮痧板边缘从上向下刮拭大肠俞 1 ~ 3 分钟，力度微重，以患者出痧为度。

### 刮拭委中

● **定位** 位于腘横纹中点，当股二头肌腱与半腱肌腱的中间。

● **刮痧** 用刮痧板角部刮拭委中 1 ~ 3 分钟，以患者出痧为度。

### 刮拭委阳

● **定位** 位于膝部，腘横纹上，股二头肌腱的内侧缘。

● **刮痧** 用刮痧板角部刮拭委阳 1 ~ 3 分钟，以患者出痧为度。

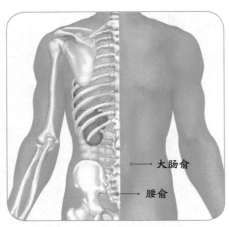

大肠俞

腰俞

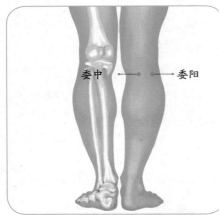

委中 — — 委阳

**专家指导**

气滞加气海、太溪、腰阳关；
血瘀加膈俞、血海、悬钟。

## 六、敷贴疗法

方一

● **组成** 栀子4份，乳香2份，
黄连、细辛、三七、樟脑各1份，
食醋适量。

● **制法** 将上药分别研细后混
合，装瓶密封。

● **用法** 用时洗净患部，药粉
加食醋调成糊状，敷于患处，盖上
油纸，纱布包裹，胶布固定。药干
后再换，或将干药块取下再用醋调，
重新敷上。

● **主治** 急性腰扭伤。

方二

● **组成** 蒲公英、生地黄、冰片
各等份。

● **制法** 将蒲公英、生地黄水煎
去渣，加入冰片收膏，装入玻璃瓶
中备用。

● **用法** 用时视患部大小，将
麻纸叠成2～4层厚放在底部，上
边放敷料2层，将药膏摊在敷料上
抹匀贴患处，用绷带包扎。急性腰
扭伤及胸部挫伤者可用胶布固定。
3～5天换药1次。

● **主治** 急性腰扭伤，胸部挫伤
及各种急性软组织损伤初期，肿痛，
有瘀血。

方三

● **组成** 新鲜生姜、雄黄各适量。

● **制法** 将生姜内层挖空，把研
细的雄黄放入生姜内，上面用生姜
片盖紧，焙干，直到生姜焙成老黄色，

放冷，研细末，贮于玻璃瓶内。

● **用法** 用时撒在普通黑膏药上或伤湿止痛膏上，贴患处。

● **主治** 急性腰扭伤。

# 七、足浴足疗

## 足浴良方

● **组成** 伸筋草、威灵仙、防风、当归、红花各 30 克，肉桂、乳香、没药各 15 克。

● **用法** 将上药加清水适量浸泡 20 分钟，煎数沸，取药液与 3000 毫升开水同入浴盆中，待温度适宜时浸泡双脚 30 分钟。

## 对症足部按摩

### 按摩腰椎反射区

● **定位** 位于双足足弓内侧缘，第一楔骨至舟骨，前接胸椎反射区，后连骶骨反射区。

● **按摩** 由足趾向足跟方向推按 30 ~ 50 次。

### 按摩髋关节反射区

● **定位** 位于双足内踝下缘及外踝下缘，呈弧形区域。

● **按摩** 用拇指指腹沿内、外踝下缘向后推按 30 ~ 50 次，以局部酸痛为宜。

### 按摩坐骨神经反射区

● **定位** 内侧位于双腿内踝关节后上方起，沿胫骨后缘上行至胫骨内侧下；外侧位于双腿外踝前缘沿腓骨前侧上至腓骨小头处。

● **按摩** 用拇指指腹向下、向上推按 20 ~ 30 次。

### 按摩肾反射区

● **定位** 位于双足足底部，第 2 跖骨与第 3 跖骨之间，近跖骨底，蜷足时中央凹陷处。

● **按摩** 采用单食指叩拳法顶压或按摩棒点按 30 ~ 50 次，以局部酸痛为宜。

# 八、药酒疗法

## 方一

● **配方** 生牵牛子、炒牵牛子各 9 克，白酒适量，广木香、三七各 6 克。

● **制法** 将生牵牛子与炒牵牛子一起研末，分成四小包。广木香与三七放入白酒内制成药酒液，冲服牵牛子粉。

● **用法** 早饭前及睡觉前温服一小包，一般 2 天可愈。

方二

- **配方** 杜仲、田七、白术、白芍各 15 克，地龙、蕲蛇 12 克，红花、川芎、远志各 10 克，当归、熟地黄、党参各 25 克，大血藤、红参、鸡血藤、黄芪、何首乌、枸杞子各 20 克，白酒 2000 毫升。

- **制法** 将上药置入容器内，加入白酒，密封，浸泡 1 个月即成。

- **用法** 每晚睡前喝一小杯，不会喝酒者亦可外擦。药酒服完可再次加入白酒。

- **备注** 高血压患者慎用。

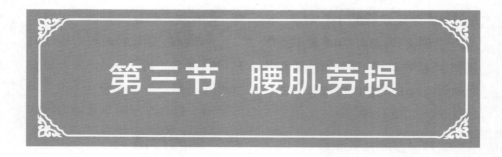

# 第三节 腰肌劳损

腰肌劳损，又称腰臀肌筋膜炎或功能性腰痛，是指腰骶部肌肉、筋膜以及韧带等软组织的慢性损伤，导致局部无菌性炎症，从而引起腰臀部一侧或两侧的弥漫性疼痛。本病多见于青壮年，以腰部慢性、间歇性的酸胀、疼痛、乏力为主。患者腰部酸痛部位广泛，容易疲劳，有烦扰不适感，单一姿势难以持久维持。久坐、久立后伸腰活动、改变体位，患者才稍感轻松。阴雨天及劳动后腰部局部症状明显加重，

酸痛可向臀部、大腿内侧放射。本病属于中医学"腰痛"范畴。

腰肌劳损多是累积性损伤，由于腰部肌肉疲劳过度，如长时间的弯腰工作，或习惯性姿势不良，或长时间处于某一固定体位，致使肌肉、筋膜及韧带持续牵拉，肌肉内的压力增加，血供受阻，肌纤维在收缩时消耗的能源得不到补充，产生大量乳酸，加之代谢产物得不到及时清除，积聚过多，而引起炎症、粘连。如此反复，日久即可导致组

织变性、增厚及挛缩，并刺激相应的神经而引起腰痛。

中医学认为，腰为肾府，故本病以肾虚为本，风寒湿热、气滞血瘀为标。虚者补肾壮腰为治，实者祛邪活络为法，临证分清标本缓急，分别选用散寒、除湿、清热、理气、化瘀、益精、补肾等法；若虚实夹杂，又当攻中兼补，或补中兼攻，权衡施治。再配合膏贴、针灸、按摩等法，可收到较好的效果。注意劳逸结合，保护肾精，注重劳动卫生，避免外伤、感受外邪等，有助于预防腰痛的发生。

# 一、中医辨证治疗

## ✿ 寒湿型

● **证候** 腰部酸胀疼痛，可随气候变化而加重，经常反复发作，休息后减轻。弯腰工作困难，若勉强弯腰则腰痛加剧，常常喜用双手捶腰，以减轻疼痛。舌苔白腻，脉沉。

● **治法** 散寒除湿，温经通络。

● **选方** 肾着汤（《金匮要略》）。

● **组成** 甘草、白术各6克，干姜、茯苓各12克。

● **用法** 以上四味药，以水1升，煮取600毫升，分3次温服。

● **加减** 若寒邪偏胜，加附子、川乌、细辛；若湿邪偏胜，加苍术、厚朴、薏苡仁。

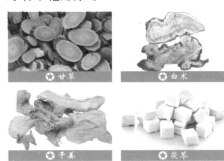

✿ 甘草　　　✿ 白术
✿ 干姜　　　✿ 茯苓

## ✿ 湿热型

● **证候** 腰髋疼痛，牵掣拘急，痛处伴有热感，暑湿阴雨天气或腰部受热后痛剧，遇冷痛减，口渴不欲饮，尿色黄赤。舌红，苔黄腻，脉濡数或弦数。

● **治法** 清热利湿，舒筋止痛。

● **选方** 四妙丸（《成方便读》）。

● **组成** 苍术、黄柏、牛膝、薏苡仁各240克。

● **用法** 水泛为丸，每服6～9克，温开水送下。

● **加减** 若小便短赤不利，加栀子、萆薢、车前草；若湿热蕴久，耗伤阴津，加生地黄、知母、女贞子、墨旱莲。

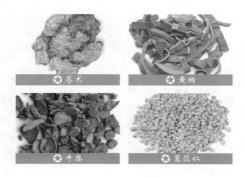

★苍术　　★黄柏
★牛膝　　★薏苡仁

### 瘀血型

● **证候** 痛处固定，或胀痛不适，或痛如锥刺，日轻夜重，或持续不解，活动不利，甚则不能转侧，痛处拒按，面晦唇暗。舌隐青或有瘀斑，脉涩。病程迁延，常有外伤、劳损史。

● **治法** 活血化瘀，通络止痛。

● **选方** 身痛逐瘀汤（《医林改错》）。

● **组成** 秦艽、羌活、香附各3克，川芎、甘草、没药、五灵脂（炒）、地龙（去土）各6克，桃仁、红花、当归、牛膝各9克。

● **用法** 水煎服。

● **加减** 若腰痛日久，肾虚者，加杜仲、续断、狗脊、桑寄生以强壮腰肾；若兼有风湿，身体困重、阴雨天加重者，加独活、秦艽、羌活以兼祛风除湿；疼痛引胁者，加柴胡、郁金；若有跌仆、扭伤、闪

挫病史者，加乳香、没药、青皮。

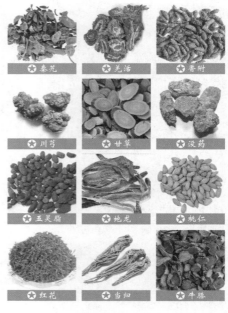

★秦艽　　★羌活　　★香附
★川芎　　★甘草　　★没药
★五灵脂　★地龙　　★桃仁
★红花　　★当归　　★牛膝

## 二、按摩疗法

### 按揉肾俞

● **定位** 位于腰部，当第2腰椎棘突下，后正中线旁开1.5寸。

● **按摩** 用双手拇指按压肾俞1分钟，再按顺时针方向按揉约1分钟，然后按逆时针方向按揉约1分钟，以患者局部出现酸胀感为佳。

### 按揉命门

● **定位** 位于腰部，当后正中线上，第2腰椎棘突下凹陷处。

● **按摩** 用拇指按顺时针方向按揉命门约2分钟，然后按逆时针

方向按揉约 2 分钟，以患者局部出现酸胀感为佳。

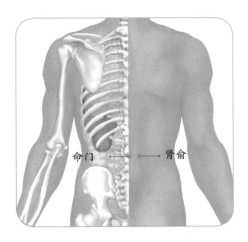

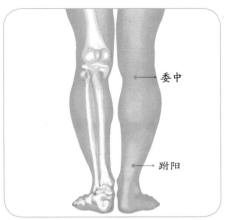

### ❀ 按揉委中

- **定位** 位于腘横纹中点，当股二头肌腱与半腱肌腱的中间。

- **按摩** 用拇指按揉委中 3 ～ 5 分钟，力度适中，手法连贯，以患者局部有胀痛感为宜。

### ❀ 压揉跗阳

- **定位** 位于小腿后面，外踝后，昆仑直上 3 寸。

- **按摩** 用拇指指腹用力压揉跗阳 3 ～ 5 分钟，以患者局部有胀痛感为宜。

**专家指导**

按摩以上穴位，有舒筋活络、强腰利膝的作用，可改善腰酸背痛、腰膝酸软等病症。

## 三、艾灸疗法

### ❀ 灸腰眼

- **定位** 位于腰部，当第 4 腰椎棘突下，后正中线旁开约 3.5 寸凹陷中。

- **艾灸** 用温和灸法灸腰眼 10 分钟，灸至患者皮肤产生红晕为止，每日灸 1 次。

### ❀ 灸痞根

- **定位** 位于腰区，横平第 1 腰椎棘突下，后正中线旁开 3.5 寸。

● **艾灸** 用温和灸法灸痞根 10 分钟，有温热感为宜，每日灸 1 次。

### ❁ 灸委中

● **定位** 位于腘横纹中点，当股二头肌腱与半腱肌腱的中间。

● **艾灸** 用温和灸法灸委中 10 ～ 15 分钟，灸至患者皮肤产生红晕为止，每日灸 1 次。

### ❁ 灸太溪

● **定位** 位于足内侧，内踝后方，当内踝尖与跟腱之间的凹陷处。

● **艾灸** 用温和灸法灸太溪 10 分钟，灸至患者皮肤产生红晕为止，每日灸 1 次。

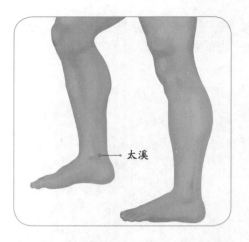

太溪

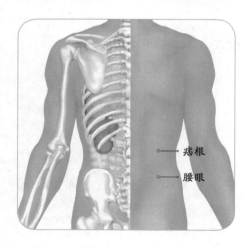

痞根

腰眼

---

**专家指导**

艾灸以上穴位，有强腰补肾的作用，可改善腰腿痛、腰骶疼痛、急性腰扭伤、腰肌劳损等病症。

## 四、拔罐疗法

### ❁ 拔罐肾俞

● **定位** 位于腰部，当第 2 腰椎棘突下，后正中线旁开 1.5 寸。

● **拔罐** 将火罐吸拔在肾俞上，留罐 10 分钟，以患者局部皮肤泛红、充血为度。

### ❁ 拔罐腰眼

● **定位** 位于腰部，当第 4 腰椎棘突下，后正中线旁开约 3.5 寸凹陷中。

- **拔罐** 将火罐吸拔在腰眼上，留罐 10 分钟，以患者局部皮肤泛红、充血为度。

### 拔罐关元俞

- **定位** 位于腰部第 5 腰椎棘突下，后正中线旁开 1.5 寸。
- **拔罐** 将火罐吸拔在关元俞上，留罐 10 分钟，以患者局部皮肤泛红、充血为度。

### 拔罐承山

- **定位** 位于小腿后侧，腓肠肌两肌腹与肌腱交角处。
- **拔罐** 将火罐吸拔在承山上，留罐 10 分钟，以患者局部皮肤泛红、充血为度。

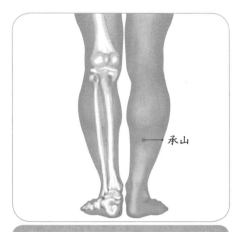

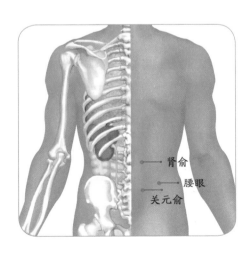

**专家指导**

拔罐以上穴位有补肾强腰、舒筋活络的作用，可改善腰肌劳损、腰酸背痛等病症。

## 五、刮痧疗法

### 刮拭肾俞

- **定位** 位于腰部，当第 2 腰椎棘突下，后正中线旁开 1.5 寸。
- **刮痧** 用刮痧板侧面刮拭肾俞 10 ~ 15 次，力度微重，以患者皮肤出痧为度。

### 刮拭腰阳关

- **定位** 位于脊柱区，后正中线上，第 4 腰椎棘突下凹陷中。
- **刮痧** 用刮痧板角部刮拭腰阳关 20 ~ 30 次，以患者皮肤出痧为度。

### 🪷 刮拭八髎

● **定位** 位于腰骶处，分别在第1、第2、第3、第4骶后孔中。

● **刮痧** 用刮痧板角部刮拭八髎20～30次，以患者皮肤出痧为度。

### 🪷 刮拭昆仑

● **定位** 位于足部外踝后方，当外踝尖与跟腱之间的凹陷处。

● **刮痧** 用刮痧板角部刮拭昆仑20～30次，力度适中，可不出痧。

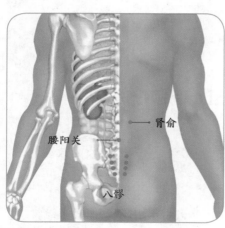

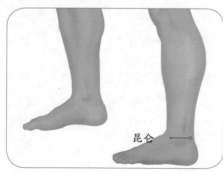

## 六、敷贴疗法

### 🪷 姜水热敷法

● **组成** 生姜、盐、醋各适量。

● **用法** 先在热姜水里加少许盐和醋，然后用毛巾浸泡再拧干，敷在患处，反复数次。此法能使肌肉放松，舒筋活血，缓解疼痛。

### 🪷 当归防风方

● **组成** 当归、防风、牛膝、桂枝、赤芍、羌活、五加皮、威灵仙、艾叶各10克。

● **用法** 将这些药物装入布袋中封口，用水煎煮，取出，待温热后直接将布袋外敷于患处，肌肉劳损患者可每天敷1次，直至肌肉劳损病情好转。也可直接贴腰肌镇痛膏。

### 🪷 熏蒸方

● **组成** 红花15克，当归、虎杖、五加皮各90克，防风、牛膝、金刚刺、红藤各120克。

● **用法** 上药加水，使水漫过药面，煮沸 30 分钟，置于治疗床洞孔（直径约 30 厘米）下 15 ～ 20 厘米处。患者卧床上，腰部对准治疗床洞口直接熏蒸，每次治疗 20 ～ 30 分钟，每日 1 次，15 ～ 20 次为 1 疗程。

● **主治** 风寒湿型腰肌劳损。

## 七、药膳食疗

### 椒茴煮猪尾

胡椒 12 克，大茴香 10 克，猪尾 1 条（去毛洗净切段）。加水适量，煮汤调味服用。

**本品适用于寒湿型腰肌劳损。**

### 良姜猪脊骨粥

高良姜、杜仲各 10 克，薏苡仁 30 克，生姜 10 片，桑寄生 20 克。将上药水煎去渣，再加猪脊骨 250 克，大米 120 克，煮粥调味服用。

**本品适用于寒湿型腰肌劳损。**

### 薏苡仁生姜羊肉汤

薏苡仁 50 克，生姜 20 克，羊肉 250 克，加水适量煲汤，调味佐膳食用。

**本品适用于寒湿型腰肌劳损。**

# 第四节　第 3 腰椎横突综合征

第 3 腰椎横突综合征是以第 3 腰椎横突明显压痛为特征的慢性腰痛。由于第 3 腰椎居全腰椎之中心，活动度大，其横突较长，抗应力大，劳损机会多，故易产生腰痛和臀部痛。本病多见于青壮年，以体力劳动者最为多见。

# 一、中医辨证治疗

## 🪷 血瘀气滞

● **证候** 腰痛如刺，痛处固定，拒按，腰肌板硬，转摇不能，动则痛甚。舌暗红，脉弦紧。

● **治法** 活血化瘀，行气止痛。

● **选方** 舒筋活血汤合地龙散加减。

● **组成** 当归、续断、杜仲、鸡血藤、威灵仙各15克，地龙4条，牛膝、延胡索、青皮、枳壳、川芎、乳香、没药、苏木各10克，红花6克，独活、羌活各12克，甘草5克，桃仁6个。

● **用法** 水煎服，每日1剂，食前服。

## 🪷 风寒阻络

● **证候** 腰部冷痛，转侧俯仰不利，腰肌硬实，遇寒痛增，得温痛缓。舌淡，苔白滑，脉沉紧。

● **治法** 祛风散寒，通络止痛。

● **选方** 独活寄生汤（《备急千金要方》）加减。

● **组成** 独活9克，桑寄生、熟地黄、威灵仙、木瓜各15克，杜仲、牛膝、续断、秦艽各12克，细辛、草乌各6克，茯苓、防风、川芎、

芍药各10克，白芷20克，甘草3克。

● **用法** 水煎服，每日1剂。

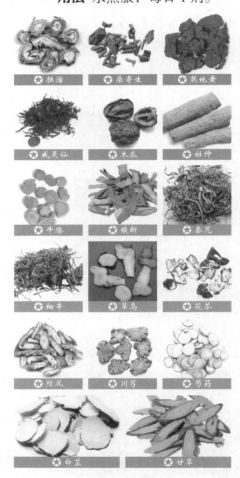

★独活　★桑寄生　★熟地黄

★威灵仙　★木瓜　★杜仲

★牛膝　★续断　★秦艽

★细辛　★草乌　★茯苓

★防风　★川芎　★芍药

★白芷　★甘草

## 🪷 湿热痹阻

● **证候** 腰部疼痛，腿软无力，痛处伴有热感，遇热或阴雨天痛增，活动后痛减，恶热口渴，小便短赤。舌苔黄腻，脉濡数或弦数。

● **治法** 清热化湿，宣通经络。

● **选方** 四妙丸（《中华人民共和国药典》）。

● **组成** 苍术、牛膝各 125 克，黄柏、薏苡仁各 250 克。

● **用法** 水泛为丸。口服，每次 6 克，每日 2 次。

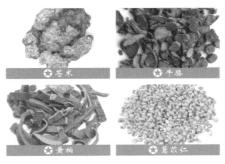

✿苍术  ✿牛膝

✿黄柏  ✿薏苡仁

### 🪷 肝肾亏虚

● **证候** 腰痛日久，酸软无力，遇劳更甚，卧则减轻，腰肌痿软，喜按喜揉。偏阳虚者面色无华，手足不温，舌淡，脉沉细；偏阴虚者面色潮红，手足心热，舌红，少苔，脉弦细数。

● **治法** 补益肝肾，强筋壮骨。

● **选方** 金匮肾气丸《金匮要略》）。

● **组成** 熟地黄 240 克，山茱萸、山药各 120 克，泽泻、茯苓、牡丹皮各 90 克，桂枝、附子各 30 克。

● **用法** 上药研末，炼蜜为丸，每次服 6 ~ 9 克，每日 1 ~ 2 次，开水或淡盐汤送下；或作汤剂，用

量按原方比例酌定。

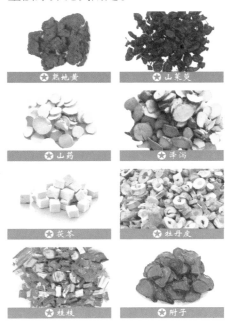

✿熟地黄  ✿山茱萸

✿山药  ✿泽泻

✿茯苓  ✿牡丹皮

✿桂枝  ✿附子

## 二、按摩疗法

### 🪷 点按肾俞

● **定位** 位于腰部，当第 2 腰椎棘突下，后正中线旁开 1.5 寸。

● **按摩** 用拇指点按肾俞 30 ~ 50 次，以患者局部有酸胀感为佳。

### 🪷 点按志室

● **定位** 位于腰部，当第 2 腰椎棘突下，后正中线旁开 3 寸。

● **按摩** 用拇指点按志室 30 ~ 50 次，以患者局部有酸胀感

为佳。

### 点按大肠俞

● **定位** 位于腰部，当第 4 腰椎棘突下，后正中线旁开 1.5 寸。

● **按摩** 用拇指点按大肠俞30 ~ 50 次，以患者局部有酸胀感为佳。

### 点按委中

● **定位** 位于腘横纹中点，当股二头肌腱与半腱肌腱的中间。

● **按摩** 用拇指点按委中30 ~ 50 次，以患者局部有胀痛感为宜。

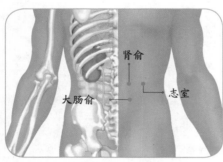

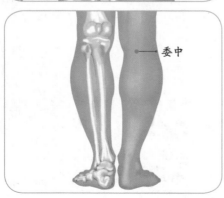

**专家指导**

以上穴位配合阿是穴按摩、弹拨第 3 腰椎横突处条索硬物、捏拿患侧骶棘肌等，有疏通经脉的作用，从而达到止痛之目的。

## 三、艾灸疗法

### 灸肾俞

● **定位** 位于腰部，当第 2 腰椎棘突下，后正中线旁开 1.5 寸。

● **艾灸** 用温和灸法灸肾俞15 ~ 20 分钟，灸至患者皮肤产生红晕为止。

### 灸命门

● **定位** 位于腰部，当后正中线上，第 2 腰椎棘突下凹陷处。

● **艾灸** 用温和灸法灸命门15 ~ 20 分钟，灸至患者皮肤产生红晕为止。

### 灸秩边

● **定位** 位于臀部，平第 4 骶后孔，骶正中嵴旁开 3 寸。

● **艾灸** 用温和灸法灸秩边15 ~ 20 分钟，灸至患者皮肤产生红晕为止。

### 灸委中

● **定位** 位于腘横纹中点，当股二头肌腱与半腱肌腱的中间。

● **艾灸** 用温和灸法灸委中15 ~ 20分钟，灸至患者皮肤产生红晕为止。

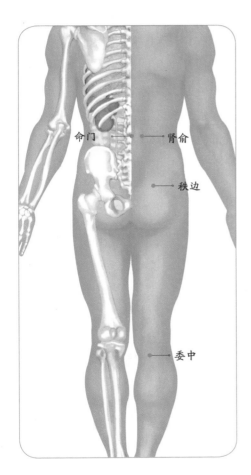

## 四、敷贴疗法

### 海桐皮汤加味

● **组成** 当归、川芎、葛根、羌活、红花、白芷、伸筋草、透骨草、五加皮、威灵仙、木瓜、丹参、桂枝、白芍、海桐皮、乳香、没药各100克，川乌、草乌各50克，全蝎20克，细辛、马钱子各50克。

● **用法** 上药粉碎成细末混合均匀，每次取50 ~ 100克，加陈醋调匀敷于患处，使用红外线灯照射30分钟，每日1次。或上药取常规量，诸药装入布袋内封口，加水1500毫升，煮沸15 ~ 20分钟，趁热熏洗、热敷患部，每日1次。

### 消结膏

● **组成** 金腰带30克，生南星、穿山甲、草乌、川椒、雪山一枝蒿、桃仁各10克，樟脑5克。

● **用法** 上药共研末过45目筛，

放入食醋、白酒适量，加开水调成糊状，平刮于棉花上敷于患处，胶布固定。

### ❀ 温经通痹方

- **组成** 生川乌、生草乌、生马钱子各18克，细辛10克，桂枝、川椒、狗脊、红花、姜黄、独活、秦艽、威灵仙各15克。

- **用法** 将上药共研成粉末，加水煎熬成膏状，掺入少许樟脑，趁热敷于患处。每天敷4～6小时。

- **功效主治** 温经散寒、活血化瘀、通络止痛。主治第3腰椎横突

综合征。

- **注意** 本方有大毒，不可内服；少数患者可出现皮肤过敏，若出现皮肤过敏应立即停止应用。

### ❀ 双柏散

- **组成** 侧柏叶2份，黄柏1份，大黄2份，薄荷1份，泽兰1份。

- **用法** 上药共研成粉末，以水蜜糖或凡士林调成膏状，外敷患处。

- **功效主治** 活血解毒、消肿止痛。主治跌打早期，局部红肿热痛或局部包块形成而无溃疡。

# 第五节 腰椎椎管狭窄症

腰椎椎管狭窄症是指腰椎椎管、神经根管及椎间孔狭窄导致神经根和马尾神经被压迫，进而产生一系列症状与体征的临床综合征。本病是致腰腿痛的常见原因，属于中医学中"腰痛"的范畴。其多发于40

岁以上的中年人。好发部位为第4腰椎至第5腰椎节段，其次为第5腰椎至第1骶椎节段，男性较女性多见，体力劳动者更常见。

中医认为本病主要内因是先天肾气不足，后天肾气亏虚，劳役伤

肾等。反复外伤、慢性劳损以及风寒湿邪的侵袭则是常见外因。其主要病理机制是肾虚不固,邪阻经络,阻遏气血运行,以致腰腿筋脉痹阻而发疼痛。本病以肾虚为本,痰瘀为标,或夹杂风、寒、湿诸邪作祟,为本虚标实之证。

# 一、中医辨证治疗

## 风寒痹阻

● **证候** 腰腿酸胀重着,痛处游走不定,时轻时重,拘急不舒,遇冷加重,得温痛缓。舌淡,苔薄白或白腻,脉沉紧。

● **治法** 祛风除湿,蠲痹止痛。

● **选方** 独活寄生汤(《备急千金要方》)加减。中成药用伸筋片。

● **加减** 若腰腿疼痛沉着者,加萆薢、淫羊藿,以加强祛风除湿功效;若下肢疼痛剧烈者,加蜈蚣、全蝎,以通络止痛。

● **用法** 水煎服。

## 湿热痹阻

● **证候** 腰腿疼痛,痛处伴有热感,或见肢节红肿疼痛,口渴不欲饮,烦闷不安,小便短赤,或大便里急后重。舌红,苔黄腻,脉滑数。

● **治法** 清热利湿,通络止痛。

● **选方** 清火利湿汤加减。中成药可用痛风定胶囊。

● **加减** 若苔黄厚腻明显,加白蔻仁、竹茹,以芳香化湿;若腿痹痛明显,加蜈蚣、乌梢蛇,以通络止痛。

● **用法** 水煎服。

## 气滞血瘀

● **证候** 近期腰部有外伤病史,腰腿疼痛剧烈,痛有定处,刺痛,腰部俯仰困难,痛处拒按。舌紫暗,或有瘀斑,苔薄白,脉弦细。

● **治法** 行气活血,化瘀止痛。

● **选方** 复元活血汤加减。中成药用延胡索止痛片。

● **加减** 若疼痛明显,可加香附、泽兰,以加强行气活血止痛。

● **用法** 水煎服。

## 肾气不足

● **证候** 腰腿酸痛缠绵日久,反复发作,腰腿无力,遇劳更甚,卧则减轻,形羸气短,肌肉瘦削。舌淡,苔薄,脉沉细。

● **治法** 滋补肾阴,温补肾阳。

● **选方** 偏于阴虚者,治宜滋补肾阴,方选左归丸加减;若面色㿠白,神疲纳呆,加黄芪、党参,以补益气血；若口咽干燥，加麦冬、玄参以养阴生津。偏于阳虚者，治宜温补肾阳，方选右归丸加减。若食少便溏，加党参、砂仁（后下），以补气健脾。中成药偏阴虚用六味地黄丸，偏阳虚用肾气丸。

● **用法** 水煎服。

## 二、按摩疗法

### 点按腰阳关

● **定位** 位于脊柱区，后正中线上，第4腰椎棘突下凹陷中。

● **按摩** 用拇指指腹点按腰阳关 30 ~ 50 次，以局部有酸胀感为宜。

### 点按环跳

● **定位** 位于臀区，股骨大转子最凸点与骶管裂孔连线上的外 1/3 与内 2/3 交点处。

● **按摩** 用拇指指腹点按环跳 30 ~ 50 次，以局部有酸胀感为佳。

### 点按承扶

● **定位** 位于大腿后面，臀下横纹的中点。

● **按摩** 用拇指指腹点按承扶 30 ~ 50 次，以局部有酸胀感为佳。

### 点按委中

● **定位** 位于腘横纹中点，当股二头肌腱与半腱肌腱的中间。

● **按摩** 用拇指指腹点按委中 30 ~ 50 次，以有胀痛感为宜。

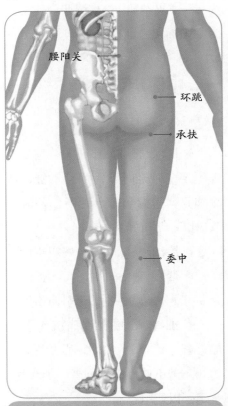

**专家指导**

以上穴位配合阿是穴、大肠俞、次髎、殷门、承山、髀关、伏兔、血海、风市等轻柔点按，有舒筋活络、疏散瘀血的作用，可辅助治疗腰椎椎管狭窄症。

# 三、敷贴疗法

## 腰脊胸腔洗方

● **组成** 没药、秦艽、续断、海桐皮、鸡血藤、干毛姜、落得打各 9 克，川乌、草乌、土鳖虫各 6 克，当归、羌活、独活、防风各 12 克。

● **用法** 上药煎水热敷腰部病变处。早晚各数次，每次 30 分钟左右，每剂药用 2 天。

● **功效主治** 化瘀破积、舒筋止痛。适用于腰椎椎管狭窄症。

## 跌打镇痛膏

● **组成** 土鳖虫、生草乌、炒马钱子、大黄、降香、两面针、黄芩、黄柏各 48 克，虎杖 15 克，冰片 24 克，薄荷素油、薄荷脑各 30 克，樟脑、水杨酸甲酯各 60 克。

● **制法** 以上十四味，炒马钱子、土鳖虫、生草乌、大黄、降香、两面针、黄芩、黄柏、虎杖研成细粉，将冰片、薄荷素油、樟脑、水杨酸甲酯、薄荷脑等混合，得混合油料。0.7 ～ 0.9 倍重的由橡胶、松香等组成的基质与上述细粉、混合油料制成涂料，进行涂膏，切断，盖衬，切块，即得。

● **用法** 外用。按需要面积剪下药膏，顺着隔粘纸纵纹撕开，贴于洗净揩干之患处，用手按压贴牢；气温较低时使用，药膏黏性可能降低，应稍加温，使之易于贴牢。

● **功效主治** 活血止痛、散瘀消肿、祛风胜湿。用于急、慢性扭挫伤，慢性腰腿痛，风湿性关节炎。

# 第六节 腰椎间盘突出症

腰椎间盘突出症是骨伤科的常见病，也是中老年人的多发病，属于中医"腰腿痛""痹证"的范畴。中医认为本病是气滞血瘀、经脉不通所致，"不通则痛"。现代医学则认为其是椎间突出物挤压神经根，并在神经根周围引起无菌性炎症，导致粘连形成，神经血供不良，兴奋阈值降低引起，故患者稍受刺激，即感疼痛。

本病的发生既与外伤导致气血瘀滞经络相关，又与肝肾亏虚致腰府功能失调，风、寒、湿、热之邪乘虚而入有着密切联系。因风、寒、湿、热邪侵袭人之筋脉、肌肉、关节等部位，以致痹阻不通，气血不行，加之气血不足，肝肾亏虚，"不荣则痛"。

## 一、中医辨证治疗

### ✿ 风湿痹阻

● **证候** 腰腿痹痛重着，转侧不利，反复发作，阴雨天加重，痛处游走不定，恶风，得温则减。舌淡红或暗淡，苔薄白或白腻，脉沉紧、弦缓。

● **治法** 祛风除湿，蠲痹止痛。

● **选方** 薏苡仁汤（《类证治裁》）。

● **组成** 薏苡仁15克，白术（或苍术）、防风各6克，麻黄、桂枝、羌活、独活、川乌、草乌、川芎各4.5克，当归9克，生姜3片（原书未著用量，今据《中医方剂手册》辑入）。

● **用法** 水煎服。每日1剂，日服2次。

● **加减** 若湿气偏甚，再加防己、萆薢，以加强祛湿利痹之功。

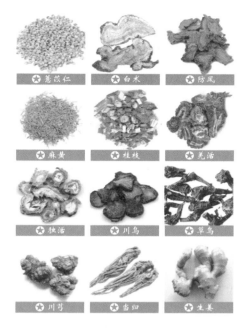

装入胶囊，每粒重 0.25 克。每次服 3 ～ 4 粒，于睡前 1 小时服药 1 次，以黄酒兑少量白开水送服。

首周服用 3 ～ 4 粒 / 日，无明显反应，增加至 5 ～ 6 粒，最多不超过 7 粒。1 个月为 1 个疗程。如疗效不显著，可停药 5 天，继服下个疗程。

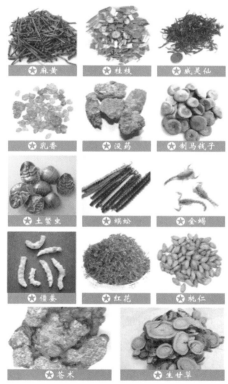

## ❀ 寒湿痹阻

● **证候** 腰腿部冷痛重着，转侧不利，痛有定处，虽静卧亦不减或反而加重，日轻夜重，遇寒痛增，得热则减，小便利，大便溏。舌胖淡，苔白腻，脉弦紧、弦缓或沉紧。

● **治法** 温经散寒，祛湿通络。

● **选方** 腰突汤（《治验百病良方》）。

● **组成** 麻黄 20 克，桂枝、威灵仙各 30 克，乳香、没药各 50 克，制马钱子 60 克，土鳖虫、蜈蚣、全蝎各 40 克，僵蚕、红花、桃仁各 45 克，苍术、生甘草各 35 克。

● **用法** 将上药共研极细末，

## ❀ 气滞血瘀

● **证候** 腰部有外伤史，腰腿痛剧烈，痛有定处，刺痛，腰部板硬，俯仰活动艰难，痛处拒按。舌暗紫，或有瘀斑，舌苔薄白或薄黄，脉沉涩。

● **治法** 行气活血，通络止痛。

● **选方** 止痛散（《临床验方集》）。

● **组成** 乌梢蛇、土鳖虫、蜈蚣、全蝎、延胡索各 15 克，细辛 9 克。

● **用法** 上药共研细末，贮瓶备用。每次服 3 ~ 5 克，日服 2 次，白酒或温开水送服。

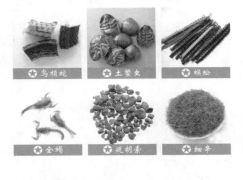

★乌梢蛇　★土鳖虫　★蜈蚣
★全蝎　★延胡索　★细辛

### 🪷 肝肾阴虚

● **证候** 腰腿酸痛绵绵，乏力，不耐劳，劳则加重，卧则减轻，形体瘦削，面色潮红，心烦失眠，口干，手足心热，小便黄赤。舌红少津，脉弦细数。

● **治法** 滋阴补肾，强筋壮骨。

● **选方** 鹿鳖壮督汤（赵和平方）。

● **组成** 鹿角胶、鳖甲、续断、杜仲、徐长卿各 15 克，淫羊藿、生地黄、杭白芍、鸡血藤、合欢皮各 30 克，土鳖虫、白僵蚕各 10 克，蜈蚣 1 条，延胡索 20 克。

● **用法** 上药水煎 3 次，将 3 次药汁混匀，分 3 次温服，每日 1 剂。

● **加减** 颈椎不适者，加葛根、羌活；腰椎强痛者，加狗脊、桑寄生；下肢痛者，加牛膝、独活；跟骨痛者，加土鳖虫、木瓜；痛甚者，加制乳香、制没药。

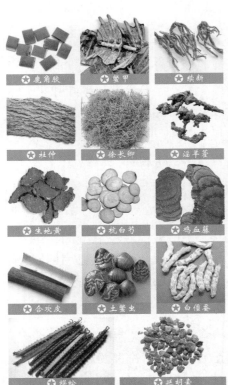

★鹿角胶　★鳖甲　★续断
★杜仲　★徐长卿　★淫羊藿
★生地黄　★杭白芍　★鸡血藤
★合欢皮　★土鳖虫　★白僵蚕
★蜈蚣　★延胡索

## 二、按摩疗法

### 按揉肾俞

● **定位** 位于腰部，当第 2 腰椎棘突下，后正中线旁开 1.5 寸。

● **按摩** 用双手拇指按压肾俞 1 分钟，再按顺时针方向按揉约 1 分钟，然后按逆时针方向按揉约 1 分钟，以局部有酸胀感为佳。

### 按揉命门

● **定位** 位于腰部，当后正中线上，第 2 腰椎棘突下凹陷处。

● **按摩** 用拇指按顺时针方向按揉命门约 2 分钟，然后按逆时针方向按揉约 2 分钟，以局部有酸胀感为佳。

### 擦按环跳

● **定位** 位于臀区，股骨大转子最凸点与骶管裂孔连线上的外 1/3 与内 2/3 交点处。

● **按摩** 用手掌大鱼际擦按环跳 3 分钟，以局部有酸胀感为佳。

### 搓擦八髎

● **定位** 位于腰骶处，分别在第 1、第 2、第 3、第 4 骶后孔中。

● **按摩** 将搓热的手掌放在八髎上，用力搓擦 3 ~ 5 分钟，以局

部有酸胀感为宜。

第三章 腰部疼痛特效疗法

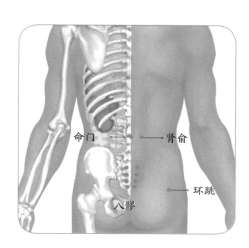

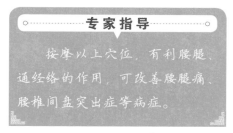

**专家指导**

按摩以上穴位，有利腰腿、通经络的作用，可改善腰腿痛、腰椎间盘突出症等病症。

## 三、艾灸疗法

### 灸大肠俞

● **定位** 位于腰部，当第 4 腰椎棘突下，后正中线旁开 1.5 寸。

● **艾灸** 用温和灸法灸大肠俞 10 ~ 15 分钟，灸至皮肤产生红晕为止，每日灸 1 次。

### 灸痞根

● **定位** 位于腰区，横平第 1 腰椎棘突下，后正中线旁开 3.5 寸。

● **艾灸** 用温和灸法灸痞根 10 分钟，有温热感为宜，每日灸 1 次。

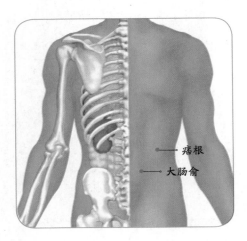

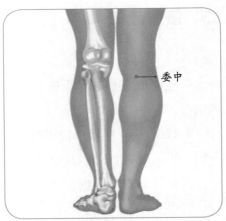

### 灸委中

● **定位** 位于腘横纹中点，当股二头肌腱与半腱肌腱的中间。

● **艾灸** 用温和灸法灸委中 10 ~ 15 分钟，灸至皮肤产生红晕为止，每日灸 1 次。

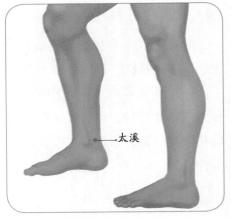

### 灸太溪

● **定位** 位于足内侧，内踝后方，当内踝尖与跟腱之间的凹陷处。

● **艾灸** 用温和灸法灸太溪 10 分钟，灸至皮肤产生红晕为止，每日灸 1 次。

**专家指导**

艾灸以上穴位，有补益肾气、强健腰膝的作用，对改善腰腿痛等病症有很好的效果。

# 四、拔罐疗法

### 拔罐肾俞

● **定位** 位于腰部，当第 2 腰椎棘突下，后正中线旁开 1.5 寸。

● **拔罐** 将火罐吸拔在肾俞上，留罐 10 分钟。

### 拔罐大肠俞

● **定位** 位于腰部，当第 4 腰椎棘突下，后正中线旁开 1.5 寸。

● **拔罐** 以闪火法在大肠俞上闪罐 5 ~ 10 次，再留罐 10 分钟。

### 拔罐夹脊

● **定位** 位于脊柱区，第 1 胸椎至第 5 腰椎棘突下两侧，后正中线旁开 0.5 寸，一侧 17 穴。

● **拔罐** 在腰部夹脊上涂抹润滑油，沿着腰椎来回走罐，至皮肤发红为度。

### 拔罐承山

● **定位** 位于小腿后侧，腓肠肌两肌腹与肌腱交角处。

● **拔罐** 将火罐吸拔在承山上，留罐 10 分钟，以局部皮肤泛红、充血为度。

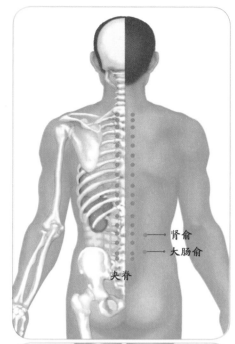

肾俞
大肠俞
夹脊

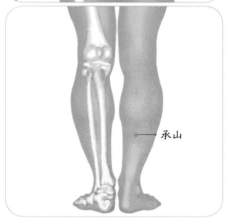

承山

**专家指导**

拔罐以上穴位，有疏经活络、调节脏腑的作用，坚持拔罐可改善坐骨神经痛、腰腿疼痛等病症。

## 五、刮痧疗法

### 🪷 刮拭命门

● **定位** 位于腰部，当后正中线上，第 2 腰椎棘突下凹陷处。

● **刮痧** 用面刮法从上向下刮拭命门，力度微重，以出痧为度。

### 🪷 刮拭肾俞

● **定位** 位于腰部，当第 2 腰椎棘突下，后正中线旁开 1.5 寸。

● **刮痧** 用刮痧板侧面刮拭肾俞 10 ~ 15 次，力度微重，以出痧为度。

### 🪷 刮拭八髎

● **定位** 位于腰骶处，分别在第 1、第 2、第 3、第 4 骶后孔中。

● **刮痧** 用刮痧板角部刮拭八髎 20 ~ 30 次，以出痧为度。

### 🪷 刮拭委中

● **定位** 位于腘横纹中点，当股二头肌腱与半腱肌腱的中间。

● **刮痧** 用刮痧板角部刮拭委中 20 ~ 30 次，以皮肤潮红为宜。

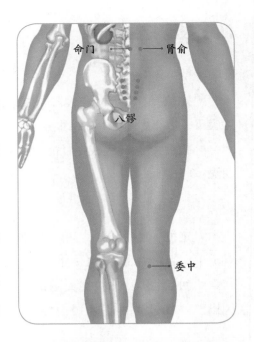

命门 ——— 肾俞

八髎

委中

**专家指导**

刮拭以上穴位，有补肾壮阳、强健腰膝的作用，长期坚持可改善腰痛、腰椎间盘突出症等病症。

## 六、敷贴疗法

### 🪷 方一

● **组成** 纯生铁末 500 克，食盐水 60 ~ 70 毫升。

● **用法** 上述药物混匀浸泡后装入布袋，以棉垫或毛巾包好已发热的药袋敷熨患处，每次 15 ~ 30 分钟，每日 1 次，12 ~ 15 次为 1

个疗程。

- **主治** 肾虚型及风寒痛痹型腰椎间盘突出症。

## 方二

- **组成** 乳香、没药、杜仲各12克，麻黄、自然铜各10克，马钱子、生草乌、生川乌各6克，骨碎补20克。
- **制法** 上药炼制成膏备用。
- **用法** 取适量敷贴患处，每日1次，10日为1个疗程。
- **主治** 腰椎间盘突出症。

## 方三

- **组成** 川乌、草乌、威灵仙、海风藤各60克，透骨草、豨莶草、羌活、独活、马钱子、桂枝、桑枝、骨碎补、牛膝各20克。
- **用法** 上药共装入布袋，水浸半小时，蒸约40分钟，趁热敷患处，每次0.5～1小时，用至药凉，每日2～3次；每剂用7天，7天为1个疗程。一般用药1～2个疗程可获显著疗效或痊愈。

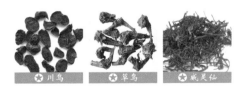

☆川乌 ☆草乌 ☆威灵仙

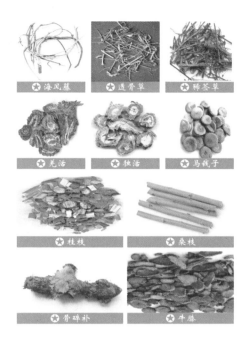

☆海风藤 ☆透骨草 ☆豨莶草
☆羌活 ☆独活 ☆马钱子
☆桂枝 ☆桑枝
☆骨碎补 ☆牛膝

# 七、足浴足疗

## 足浴良方

- **组成** 透骨草50克，全蝎、桂枝、红花、乳香、没药各15克，五加皮、威灵仙各20克，蜈蚣10克。
- **用法** 煎水取汁。每天泡脚2次，每次30分钟，病情轻者，每天泡脚1次，每次40分钟。

## 对症足部按摩

**按摩臀部反射区**

- **定位** 位于双足足底跟骨结节外缘区域，连接股部反射区。
- **按摩** 用单食指叩拳法顶压

或按摩棒点按 30 ～ 50 次，以局部酸痛为宜。

### 按摩胸椎反射区

● **定位** 位于双足足弓内侧缘第 1 跖骨头下方到第 1 楔骨前。

● **按摩** 用拇指指腹向足跟方向推按 30 ～ 50 次。

### 按摩腰椎反射区

● **定位** 位于双足足弓内侧缘，第 1 楔骨至舟骨，前接胸椎反射区，后连骶骨反射区。

● **按摩** 用拇指指腹向足跟方向推按 30 ～ 50 次。

### 按摩闪腰点反射区

● **定位** 位于双足足背第 2 跖骨与第 2 楔骨关节的两侧凹陷中，在肋骨反射区后方。

● **按摩** 用拇指指腹按压 30 ～ 50 次，以局部酸痛为宜。

## 八、药酒疗法

### 紫荆活血酒

● **配方** 紫荆皮、四块瓦、九节风、血三七、生川乌、生草乌、樟脑、冰片各等份，白酒适量。

● **制法** 将上药置容器内，加入高度白酒（以酒浸过药面 3 ～ 5 厘米为宜）密封，浸泡月余后即可。

● **用法** 外用。用药酒做推拿。患者俯卧，胸上部垫枕，两上肢放于枕侧，全身肌肉放松。施术者立于患者床边，手握拳蘸上药酒，沿患者腰部到受累一侧肢体的坐骨神经，由轻渐重，自上而下，用药酒反复推拿 15 ～ 20 分钟，疼痛明显处稍加按压，重点推拿。每日 1 次，1 个月为 1 个疗程。

● **功效主治** 祛风散寒，温经通脉，活血止痛。用于腰椎间盘突出症。

### 痹灵药酒

● **配方** 杜仲、乳香、没药、三七、土鳖虫、丹参各 30 克，血竭 20 克，红花 10 克，蜈蚣 2 条，全蝎 12 克，白花蛇 2 条，白酒 2.5 升。

● **制法** 将上药轧为粗末，置容器中，加入白酒，密封，浸泡 15 日后即可服用。

● **用法** 口服。每次服 25 毫升，每日服 2 次，连服 1 个月。

● **功效主治** 通络活血，壮腰消肿。用于腰椎间盘突出症手术后。

## 九、药膳食疗

### 三七地黄瘦肉汤

三七 12 克，与生地黄 30 克、

大枣 4 个、瘦猪肉 300 克放入砂锅，加适量水，大火煮沸后改小火煮 1 小时至瘦猪肉熟烂，放盐适量调味。饮汤吃肉，隔日 1 剂。

**本品有活血化瘀、止痛的功效，适用于气滞血瘀型急性腰椎间盘突出症。**

### 黄酒丝瓜藤粉

选取 1 截连根的丝瓜藤，在火上焙干后研磨成细末。每天 2 次，每次用黄酒送服 3 克丝瓜藤粉末。

本品有祛风、除湿、通络的功效，常用来治疗慢性腰椎间盘突出症引起的腰部疼痛不适等症状。

### 豨莶草炖猪蹄

豨莶草 90 克，猪蹄 1 只，黄酒 100 毫升。上料略加适量清水煎煮后，食肉饮汤，分 3 次吃完。

**本品有祛风散寒、温经、通络、活血的功效，可以用来辅助治疗腰椎间盘突出症引起的腰腿疼痛等症状。**

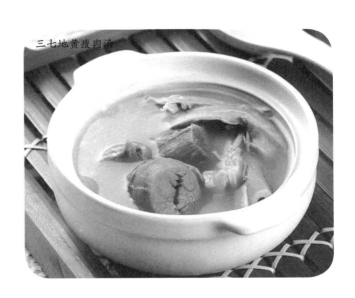

三七地黄瘦肉汤

# 第七节 肾虚腰痛

肾虚腰痛多是由先天禀赋不足，加之劳累太过，或久病体虚，或年老体衰，或房事不节，促使肾精亏损，无以濡养经脉而致。

## 一、中医辨证治疗

### 肾阴虚

● **证候** 腰痛以酸软为主，喜按喜揉，腿膝无力，遇劳则甚，卧则减轻，常反复发作，伴心烦失眠，口燥咽干，面色潮红，手足心热。舌红，少苔，脉弦细数。

● **治法** 滋补肾阴。

● **选方** 左归丸(《景岳全书》)。

● **组成** 枸杞子、山茱萸、山药（炒）、菟丝子（制）、鹿角胶（敲碎，炒珠）、龟甲胶各12克，熟地黄24克。

● **用法** 先将熟地黄蒸烂，与余药同杵膏，炼蜜为丸，如梧桐子大。每食前用滚汤或淡盐汤送下百

余丸。

● **备注** 若肾阴不足，相火偏亢者，可选用知柏地黄丸或大补阴丸；若虚劳腰痛，日久不愈，阴阳俱虚，阴虚内热者，可选用杜仲丸。

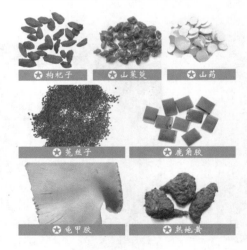

★枸杞子　★山茱萸　★山药

★菟丝子　★鹿角胶

★龟甲胶　★熟地黄

### 肾阳虚

● **证候** 腰痛、腰酸或冷痛，遇劳则甚，卧则减轻，或伴膝软乏力，手足不温。舌淡，脉沉弱。

● **治法** 温肾壮腰，舒筋活络。

● **选方** 加味五子衍宗汤（《证

治准绳》）。

● **组成**　菟丝子、覆盆子、枸杞子、杜仲各 12 克，车前子 6 克，五味子、三七、桂枝各 3 克，牛膝 10 克。

● **用法**　常法煎服，每日 1 剂，分 2 次服。

● **加减**　体质虚弱、脾气不足者，加党参、黄芪、山药；腰痛日久者，加丹参、地龙、当归；腰部冷甚者，加沙苑子、桑寄生；挟寒湿者，加羌活、独活、白术。

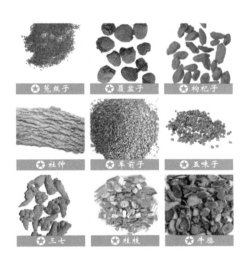

★ 菟丝子　★ 覆盆子　★ 枸杞子
★ 杜仲　★ 车前子　★ 五味子
★ 三七　★ 桂枝　★ 牛膝

# 二、按摩疗法

### 按揉肾俞

● **定位**　位于腰部，当第 2 腰椎棘突下，后正中线旁开 1.5 寸。

● **按摩**　用双手拇指按压肾俞 1 分钟，再按顺时针方向按揉约 1 分钟，然后按逆时针方向按揉约 1 分钟，以局部出现酸胀感为佳。

### 按揉命门

● **定位**　位于腰部，当后正中线上，第 2 腰椎棘突下凹陷处。

● **按摩**　用拇指按顺时针方向按揉命门约 2 分钟，然后按逆时针方向按揉约 2 分钟，以局部出现酸胀感为佳。

### 按揉腰阳关

● **定位**　位于脊柱区，后正中线上，第 4 腰椎棘突下凹陷中。

● **按摩**　用拇指指腹用力按揉腰阳关 2 ~ 3 分钟，以局部有酸胀感为宜。

### 搓擦八髎

● **定位**　位于腰骶处，分别在第 1、第 2、第 3、第 4 骶后孔中。

● **按摩**　将搓热的手掌放在八髎上，用力搓擦 3 ~ 5 分钟，以局部有酸胀感为宜。

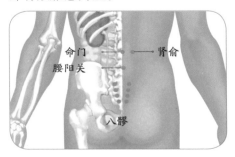

命门　肾俞
腰阳关
八髎

# 三、艾灸疗法

## 灸大肠俞

● **定位** 位于腰部，当第4腰椎棘突下，后正中线旁开1.5寸。

● **艾灸** 用温和灸法灸大肠俞10～15分钟，灸至皮肤产生红晕为止，每日灸1次。

## 灸髀关

● **定位** 位于大腿前面，当髂前上棘与髌底外侧端的连线上，屈髋时，平会阴，居缝匠肌外侧凹陷处。

● **艾灸** 用温和灸法灸髀关5～10分钟，灸至皮肤产生红晕为止，每日灸1次。

## 灸承扶

● **定位** 位于大腿后面，臀下横纹的中点。

● **艾灸** 用温和灸法灸承扶5～10分钟，灸至皮肤产生红晕为止，每日灸1次。

## 灸太溪

● **定位** 位于足内侧，内踝后方，当内踝尖与跟腱之间的凹陷处。

● **艾灸** 用温和灸法灸太溪10～15分钟，灸至皮肤产生红晕为止，每日灸1次。

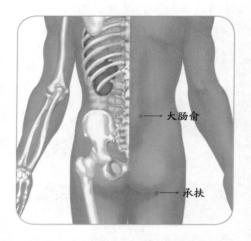

———大肠俞

———承扶

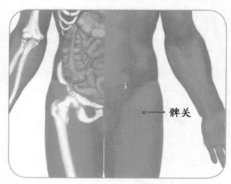

———髀关

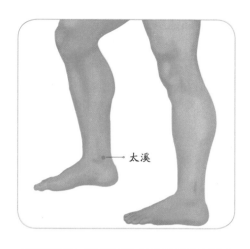

太溪

**专家指导**

艾灸以上穴位，有理气降逆、强健腰膝的作用，可改善肾虚引起的腰背酸冷、腰痛等病症。

# 四、拔罐疗法

### 拔罐大肠俞

● **定位** 位于腰部，当第 4 腰椎棘突下，后正中线旁开 1.5 寸。

● **拔罐** 以闪火法把火罐吸拔在大肠俞 5 ～ 10 分钟。

### 拔罐肾俞

● **定位** 位于腰部，当第 2 腰椎棘突下，后正中线旁开 1.5 寸。

● **拔罐** 以闪火法把火罐吸拔在肾俞上 5 ～ 10 分钟。

### 拔罐命门

● **定位** 位于腰部，当后正中线上，第 2 腰椎棘突下凹陷处。

● **拔罐** 以闪火法把火罐吸拔在命门 5 ～ 10 分钟。

### 拔罐环跳

● **定位** 位于臀区，股骨大转子最凸点与骶管裂孔连线上的外 1/3 与内 2/3 交点处。

● **拔罐** 以闪火法把火罐吸拔在环跳 5 ～ 10 分钟。

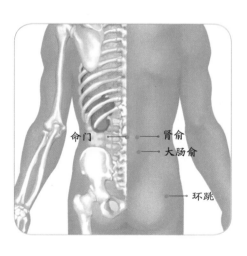

命门　　肾俞
　　　　大肠俞
　　　　环跳

猪肉，共放入碗内上笼蒸熟食用。

**本品适用于肾虚腰痛。**

---

肾阳虚加委中、昆仑、气海、关元，肾阴虚加委中、秩边、三阴交、气海、关元。每天1次，每次穴位轮换取用。10天为1个疗程，间隔2～3天再进行下1个疗程。

## 五、药膳食疗

### 杜仲煲猪腰

杜仲30克，猪腰1～2个，加适量水煲汤服用。

**本品适用于肾虚腰痛。**

### 黄鳝猪肉泥

黄鳝250克，精猪肉60克，将黄鳝去内脏洗净切碎，同时切碎精

### 茴香炖猪腰

取茴香15克，猪腰一对，葱、姜、盐、料酒各适量。先将猪腰洗净后，在凹处剖一口子，将茴香、盐装入猪腰剖口内，用白线缝合剖口后，放入锅内，加葱、姜、料酒、清水适量，炖熟后食用。

**本品适用于偏肾阳虚的肾虚腰痛。**

### 生地山药粥

生地黄、山药、大米各适量。煮成粥后食用，每日1次。

**本品适用于偏肾阴虚的肾虚腰痛。**

# 第四章
# 腿脚部疼痛特效疗法

　　下肢是人体重要的组成部位，包括大腿、小腿、膝关节、踝关节、足等。各种外伤，风湿性、类风湿性关节炎，痛风等，甚至心脏病、肾功能不全、糖尿病、骨质疏松等内科疾病，都可能引起腿脚部疼痛。

# 第一节 认识下肢

## 一、下肢的生理结构

在现代社会中，由于缺乏运动或运动不当等原因，许多人有下肢方面的疾病，这也为他们的工作和生活带来了许多不便。认识和治疗下肢疾病，应先从认识下肢的结构开始，只有正确认识人体下肢的结构，才能更好地保护它，让它更好地为我们的生活服务。

人的下肢分为大腿和小腿等。大腿的骨骼是股骨，股骨上端圆形凸出的部分为股骨头，其上部完全为关节软骨所覆盖。向外下的部分为股骨颈，微向前凸。股骨的活动很灵活，能使下肢的运动范围在110°～140°。膝关节把大腿和小腿连接起来。小腿的骨骼有两根，即胫骨和腓骨。下肢有丰富的肌肉、血管、筋膜、韧带和神经。血管有股动脉、足背动脉等，神经有坐骨神经、腓总神经等。

### 膝关节

膝关节包括胫股关节和髌股关节两个关节，是由股骨髁、胫骨平台、髌骨及其周围滑膜、关节囊、韧带、半月板和肌肉构成。

### 下肢肌

下肢肌分为髋肌、大腿肌、小腿肌和足肌。下肢肌由于具有支持身体和移动身体的功能，因此具粗壮有力的特点。髋肌能使大腿后伸和向外转动；大腿肌能使膝伸直；小腿肌收缩时能提起足跟；足肌有维持足弓的作用。

### 踝关节的结构

踝关节由胫骨、腓骨下端的关节面与距骨滑车构成，故又名距小腿关节。胫骨的下关节面及内、外踝关节面共同形成的"门"形的关节窝，容纳距骨滑车（关节头）。

踝关节是参与人体负重的主要关节之一，其活动多、韧带多、关节面也多，很容易发生关节扭伤、韧带损伤、骨折或关节软骨损伤等，必须注意保护。

### 足的结构

人体足部由骨骼、关节、肌肉和结缔组织组成。足有内侧纵足弓、外侧纵足弓、横足弓3个足弓。这3个足弓共同支撑并维持着身体的平衡。

## 二、引起下肢疾病的原因

### 风湿病

风湿病是引起下肢疾病的一个主要原因，是发生在关节滑膜上的慢性炎症。滑膜一旦发炎，各种炎症因子就会从中释出，破坏骨骼或软骨。如果炎症不断反复，最终会使关节完全失去功能，无法弯曲和伸直。风湿病引起的下肢疾病表现为原因不明的关节疼痛、肿胀、僵硬。

### 骨质增生症

骨质增生症是指由于关节退行性变，以致关节软骨被破坏而引起的慢性关节病。受累关节可有持续性隐痛，活动增加时加重，休息后好转。疼痛常不严重，气压降低时加重，与气候变化有关。有时可有急性疼痛发作，同时有关节僵硬感，偶尔可发现关节内有摩擦音。久坐后关节僵硬加重，稍活动后好转，有人称此类型疼痛为"休息痛"。后期关节肿胀、增大并出现运动受限，很少完全强直。

### 骨质疏松症

骨质疏松症是因多种原因导致的骨密度和骨质量下降，骨微结构被破坏，造成骨脆性增加，从而容易发生骨折的全身性骨病。患者骨质疏松、脆弱，常伴有脊柱、腿或肩周的疼痛，身高降低，严重时容易发生骨折。另外本病可使血钙升高，病情改善往往需要6～9个月。引起骨质疏松症的原因：用抗惊厥药或皮质激素类药；乳糖酶缺乏，总钙摄入不足或钙吸收不良；久坐活动少等。也可因年老体衰、脏腑功能失调、风邪侵袭、外伤制动等引起。

### 急性损伤

下肢因外力扭转、牵拉，或肌肉猛烈收缩，使关节周围的筋络、肌肉受到损伤，称为扭伤。扭伤常为间接暴力所引起，多发生于活动极多的关节部位，如膝关节、踝关节等。下肢因外力直接作用于体表所造成的损伤，称为挫伤。挫伤后，局部常有明显的疼痛、压痛、肿胀、瘀瘢、青紫、皮温增高等。

### 慢性损伤

下肢急性损伤未能得到及时正确地治疗，受伤组织未能及时重新生长修复，或修复不良，致体内遗留病灶，反复发病，引起疼痛不适等症状称为慢性损伤。慢性损伤从病理上看，是撕裂的筋肉出血，血肿未能彻底吸收消散，久而久之，血肿机化形成瘢痕，使筋肉组织发生粘连改变。运动时，牵扯粘连组织，引起疼痛。由于损伤局部血运不良，筋失濡养，每遇气候寒冷，伤处就出现疼痛。故慢性损伤一般病程长，症状反复发作，遇寒冷则痛重，遇热则痛减。

另外，长期在单一姿势下劳动，反复或过多使用某些筋肉组织，或先天畸形与筋位不合等，均可导致筋肉组织的慢性损伤。

## 三、腿部疼痛的预防

### 体育锻炼

适当的体育锻炼和户外活动，可增强骨骼的血液循环，提高机体抗御外邪的能力。但不宜过度运动，以防骨关节的损伤而诱发疾病的发生。

### 节制饮食

肥胖者应节制饮食，适当减轻体重，以减轻承重关节的负担，减轻和推迟增生性关节炎的发生。

### 矫正畸形及治疗关节炎

对各类畸形如平足，膝内、外翻，驼背及脊柱侧弯等，应及早采用手术或非手术方法矫正，对关节炎应早期积极治疗。

第二节 腿部酸胀

腿部酸胀，中医认为是由肾虚伴气滞血瘀导致的。因肾气推动无力，肾精不足，则引起双腿发沉、发酸；血液运行不畅，则双腿发胀。也有腰椎间盘突出压迫神经根导致小腿麻木酸胀感觉者。

下肢静脉曲张、腰椎间盘突出症等病症会引起小腿酸胀，入夜酸胀明显，甚则难以入眠。除疾病因素外，一般腿部酸胀是由于局部的血液循环不好引起的，治疗应以疏经通络、行气活血为原则。

# 一、中医辨证治疗

## 肝肾亏虚

● **证候** 双下肢肌肉有不可名状地不适，或酸胀、麻木、困重乏力、似痛非痛，伴烦躁失眠，口苦咽干，腰膝酸软。舌红，少苔，脉弦细。

● **治法** 滋补肝肾。

● **选方** 六味地黄丸（《小儿药证直诀》）。

● **组成** 熟地黄 24 克，山茱萸、干山药各 12 克，泽泻、牡丹皮、茯苓（去皮）各 9 克。

● **用法** 将上药研为细末，炼蜜为丸，如梧桐子大。空腹，温水化下 3 丸。亦可用上药水煎服。

● **加减** 阴虚火旺而烦躁，五心烦热，盗汗，失眠者，可加知母、黄柏，以滋阴泻火；气阴两虚而伴困倦，气短乏力，舌质淡红者，可加党参、黄芪、黄精，以补益正气。

## 瘀血阻络

● **证候** 双下肢肌肉有不可名状地不适，或酸胀、麻木、困重乏力、疼痛明显，腿动不安。舌暗淡，脉沉涩。

● **治法** 活血化瘀。

● **选方** 活血丸（《中医伤科学》）。

● **组成** 土鳖虫、当归各 5 份，血竭、乳香、没药、杜仲、续断、苏木、生地黄各3份，西红花、朱砂各1份，牛膝、白芷、儿茶、骨碎补、川芎、自然铜、桃仁、大黄、马前子、冰片各2份，蜜糖适量。

● **用法** 共为细末，炼蜜为丸，每丸重5克。每次服1丸，每日2～3次。

### ❀ 寒湿痹阻

● **证候** 双下肢肌肉有不可名状地不适，或酸胀、麻木、困重乏力，腿动不安，活动、揉搓局部肌肉可缓解，肢冷，疼痛明显。舌淡，苔白，脉迟缓。

● **治法** 散寒通络。

● **选方** 天麻丸（《中华人民共和国药典》）。

● **组成** 天麻、粉草薢、牛膝、玄参各60克，羌活、当归各100克，独活50克，盐杜仲70克，附子（制）10克，地黄160克。

● **用法** 大蜜丸，每丸重9克。口服，每次1丸，每日2～3次。

## 二、按摩疗法

### ❀ 按揉阳陵泉

● **定位** 位于小腿外侧，腓骨头前下方凹陷中。

● **按摩** 用拇指指腹按揉阳陵泉2～3分钟，力度适中。

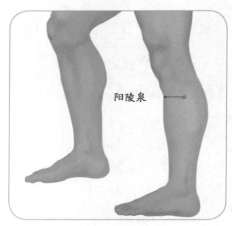

阳陵泉

### ❀ 按揉足三里

● **定位** 位于小腿前外侧，当犊鼻下3寸，距胫骨前缘一横指（中指）。

● **按摩** 用拇指指腹按揉足三里5分钟，以局部有酸胀感为宜。

### ❀ 按揉委中

● **定位** 位于腘横纹中点，当股二头肌腱与半腱肌腱的中间。

● **按摩** 用拇指按揉委中5分钟，力度适中，以有胀痛感为宜。

### ❀ 点按承山

● **定位** 位于小腿后侧，腓肠肌两肌腹与肌腱交角处。

● **按摩** 用两手拇指指端点按

两侧承山，力度以稍感酸痛为宜，一压一松为1次，连做10~20次。

# 三、艾灸疗法

### 灸承筋

● **定位** 位于小腿后面，腘横纹下5寸，腓肠肌两肌腹之间。

● **艾灸** 用温和灸法灸承筋10~15分钟，灸至皮肤产生红晕为止。

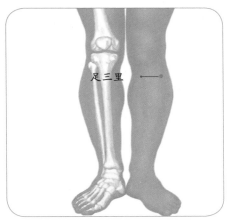

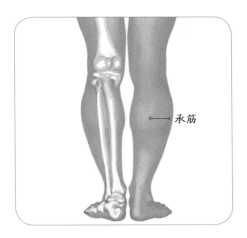

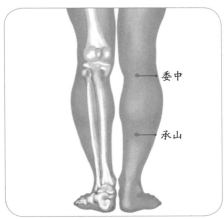

**专家指导**

按摩以上穴位，有疏肝解郁、利膝止痛的作用，可缓解小腿酸胀、下肢麻痹、膝关节炎等病症。

### 灸三阴交

● **定位** 位于小腿内侧，内踝尖上3寸，胫骨内侧缘后方。

● **艾灸** 用温和灸法灸三阴交10~15分钟，以局部发热为度。

### 灸丰隆

● **定位** 位于小腿外侧，外踝尖上8寸，胫骨前肌外缘。

● **艾灸** 用温和灸法灸丰隆

10 ~ 15分钟，灸至皮肤产生红晕为止。

### ❀ 灸太溪

● **定位** 位于足内侧，内踝后方，当内踝尖与跟腱之间的凹陷处。

● **艾灸** 用温和灸法灸太溪10分钟，灸至皮肤产生红晕为止。

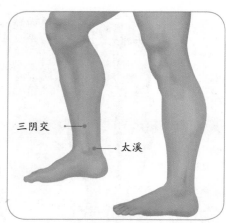

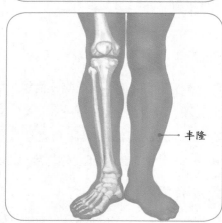

## 四、拔罐疗法

### ❀ 拔罐膝眼

● **定位** 位于膝关节伸侧面，髌韧带两侧之凹陷中，左右共计4穴。

● **拔罐** 用火罐或气罐吸拔在膝眼上，留罐10分钟，以局部充血为度。

### ❀ 拔罐三阴交

● **定位** 位于小腿内侧，内踝尖上3寸，胫骨内侧缘后方。

● **拔罐** 用火罐或气罐吸拔在三阴交上，留罐10分钟，以局部充血为度。

### ❀ 拔罐足三里

● **定位** 位于小腿前外侧，当犊鼻下3寸，距胫骨前缘一横指（中指）。

● **拔罐** 用火罐或气罐吸拔在足三里上，留罐10分钟，以局部充血为度。

## 拔罐委中

● **定位** 位于腘横纹中点，当股二头肌腱与半腱肌腱的中间。

● **拔罐** 用火罐或气罐吸拔在委中上，留罐10分钟，以局部充血为度。

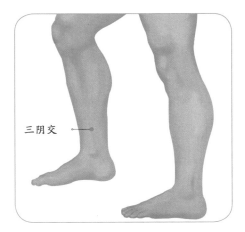

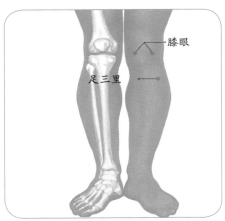

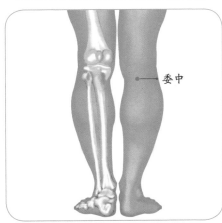

**专家指导**

拔罐以上穴位，有舒筋活络、凉血解毒的作用，可缓解腰腿痛、下肢酸痛等病症。

# 五、刮痧疗法

### 刮拭承山

● **定位** 位于小腿后侧，腓肠肌两肌腹与肌腱交角处。

● **刮痧** 用刮痧板角部刮拭承山3分钟，至出痧，以患者可承受为度。

### 刮拭三阴交

● **定位** 位于小腿内侧，内踝尖上3寸，胫骨内侧缘后方。

● **刮痧** 用刮痧板角部刮拭三阴交3分钟，至出痧，以患者可承受为度。

### ❀ 刮拭承筋

- **定位** 位于小腿后面，腘横纹下 5 寸，腓肠肌两肌腹之间。

- **刮痧** 用刮痧板边缘刮拭承筋3 分钟，至出痧，以患者可承受为度。

### ❀ 刮拭委中

- **定位** 位于腘横纹中点，当股二头肌腱与半腱肌腱的中间。

- **刮痧** 用刮痧板角部刮拭委中3 分钟，至出痧，以患者可承受为度。

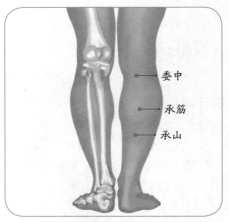

委中
承筋
承山

**专家指导**

刮拭以上穴位，有行气活血、舒筋通络的作用，可缓解小腿酸胀、风湿性关节炎等病症。

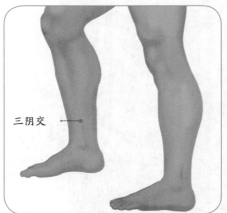

三阴交

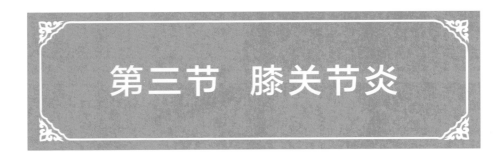

# 第三节　膝关节炎

膝关节炎也称膝骨性关节炎或退行性关节炎，是一种常见病，多发生于 40 岁以上的中老年人中，女性患病率高于男性。膝关节炎的病因比较复杂，包括慢性损伤、肥胖、超负荷运动等。

膝关节炎属于中医"痹证""骨痹""膝痹"范围，其病因主要是年老体虚，加之外邪侵袭。中医认为当人近 50 岁时，肝肾气血衰少，而肝主筋、肾主骨，肝、肾与筋骨的关系非常密切，肝血不能养筋、肾精不能充骨，加上正气虚弱，不能抵抗风、寒、湿等外邪，风、寒、湿三气夹杂乘虚而入，导致发病。

## 一、中医辨证治疗

### 寒湿阻滞

● **证候** 分为两种证型，首先是寒胜痛痹证，表现为肢体关节痛剧，固定不移，遇寒痛甚，得热痛减，重者关节屈伸不利。舌苔淡白，脉弦紧或沉迟。其次是湿胜着痹证，表现为关节沉重酸胀疼痛，重者关节肿胀散漫，重着不移，四肢活动不便。舌淡，苔白腻，脉濡缓。

● **治法** 祛风散寒。

● **选方** 羌活胜湿汤（《内外伤辨惑论》）。

● **组成** 羌活、独活各 6 克，藁本、防风、川芎、炙甘草各 45 克，蔓荆子 3 克。

● **用法** 水煎温服。每日 1 剂，空腹每日服 2 次。

● **加减** 关节热痛者，加防己、苍术、桂枝、生石膏；风湿痹痛者，加秦艽、防己。

★ 羌活　　★ 独活　　★ 藁本

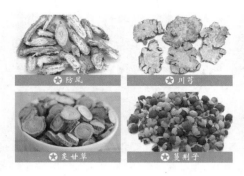

| | |
|---|---|
| ★ 防风 | ★ 川芎 |
| ★ 炙甘草 | ★ 蒺藜子 |

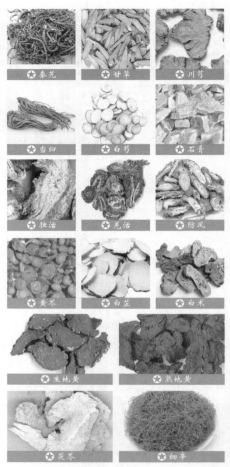

| | | |
|---|---|---|
| ★ 秦艽 | ★ 甘草 | ★ 川芎 |
| ★ 当归 | ★ 白芍 | ★ 石膏 |
| ★ 独活 | ★ 羌活 | ★ 防风 |
| ★ 黄芩 | ★ 白芷 | ★ 白术 |
| ★ 生地黄 | ★ 熟地黄 | |
| ★ 茯苓 | ★ 细辛 | |

### ❀ 湿热蕴结

● **证候** 膝关节局部灼热、红肿，痛不可触，得冷则舒，或有皮下结节或红斑，可伴有发热、汗出、口渴等。舌红，苔黄或黄腻，脉滑数或浮数。

● **治法** 通络止痛。

● **选方** 大秦艽汤（《素问病机气宜保命集》）。

● **组成** 秦艽 90 克，甘草、川芎、当归、白芍、石膏、独活各 60 克，羌活、防风、黄芩、白芷、白术、生地黄、熟地黄、茯苓各 30 克，细辛 15 克。

● **用法** 将上药研为粗末。每服 30 克，水送服。现多用饮片水煎服，各药用量按常规剂量酌减。

● **加减** 如遇天阴天寒，加生姜 3 片；如心下痞，加枳实 3 克；春夏时，加知母 2 克。

### ❀ 痰瘀痹阻

● **证候** 痹证日久，肌肉关节刺痛，固定不移，或关节肌肤紫暗、肿胀，按之较硬，肢体顽麻或重着，或关节僵硬变形，屈伸不利，有硬结、瘀斑。面色暗，舌紫暗，或有瘀斑，苔白腻，脉弦涩。

● **治法** 化痰散瘀。

● **选方** 双合汤加减。

● **组成** 当归、川芎、白芍、生地黄、陈皮、半夏（姜汁炒）、茯苓、白芥子各3克，桃仁（去皮去尖）2.4克，红花、甘草各1克。

● **用法** 加姜10片，水煎。入竹沥、姜汁同服。

● **加减** 若症状较严重者，加丹参、牛膝、鸡血藤或蜈蚣、地龙、全蝎等虫类药；若痰瘀化热者，加黄芩、黄柏、牡丹皮。

薄白或少津，脉沉迟或细数。

● **治法** 补益肝肾。

● **选方** 补肾壮筋汤（《伤科补要》）。

● **组成** 熟地黄、山茱萸各15克，青皮6克，白芍、续断、杜仲、当归、茯苓、五加皮、牛膝各10克。

● **用法** 水煎服。

● **加减** 若加龟甲胶、枸杞子则更增筋骨之力；气虚可加党参、黄芪、白术。

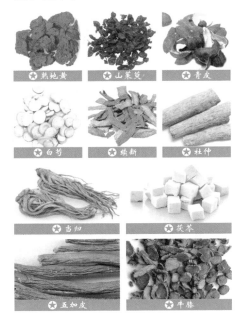

✿ 当归 ✿ 川芎 ✿ 白芍
✿ 生地黄 ✿ 陈皮 ✿ 半夏
✿ 茯苓 ✿ 白芥子 ✿ 桃仁
✿ 红花 ✿ 甘草
✿ 熟地黄 ✿ 山茱萸 ✿ 青皮
✿ 白芍 ✿ 续断 ✿ 杜仲
✿ 当归 ✿ 茯苓
✿ 五加皮 ✿ 牛膝

### 肝肾亏损

● **证候** 痹证日久不愈，关节屈伸不利，肌肉瘦削，腰膝酸软；或畏寒肢冷，五心烦热。舌淡红，苔

# 二、按摩疗法

### 揉捏犊鼻

● **定位** 位于膝部，髌骨与髌韧带外侧凹陷中，即外膝眼。

- **按摩** 用拇指、食指和中指揉捏犊鼻 5 分钟，力度适中，以有酸胀感为宜。

### 🪷 按揉足三里

- **定位** 位于小腿前外侧，当犊鼻下 3 寸，距胫骨前缘一横指（中指）。

- **按摩** 用拇指指腹按揉足三里 5 分钟，以局部有酸胀感为宜。

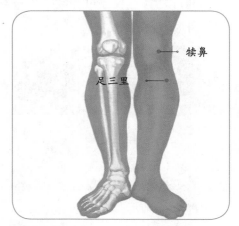

### 🪷 按揉委中

- **定位** 位于腘横纹中点，当股二头肌腱与半腱肌腱的中间。

- **按摩** 用拇指按揉委中 5 分钟，力度适中，以有胀痛感为宜。

### 🪷 点按承山

- **定位** 位于小腿后侧，腓肠肌两肌腹与肌腱交角处。

- **按摩** 用两手拇指指端点按

两侧承山，力度以稍感酸痛为宜，一压一松为 1 次，连做 10 ~ 20 次。

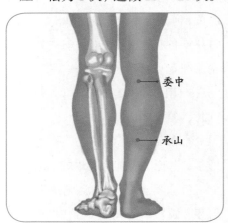

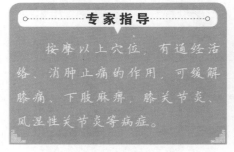

**专家指导**

按摩以上穴位，有通经活络、消肿止痛的作用，可缓解膝痛、下肢麻痹，膝关节炎、风湿性关节炎等病症。

## 三、艾灸疗法

### 🪷 灸血海

- **定位** 位于股前区，髌底内侧端上 2 寸，股内侧肌隆起处。

- **艾灸** 用温和灸法灸血海 15 ~ 20 分钟，灸至皮肤红润为止。

### 🪷 灸梁丘

- **定位** 位于股前区，髌底上 2 寸，股外侧肌与股直肌腱之间。

● **艾灸** 用温和灸法灸梁丘15～20分钟，灸至皮肤红润为止。

🌸 灸膝眼

● **定位** 膝眼位于膝关节伸侧面，髌韧带两侧之凹陷中，左右共计4穴。

● **艾灸** 用温和灸法灸膝眼15～20分钟，灸至皮肤红润为止。

端上2寸，股内侧肌隆起处。

● **拔罐** 用火罐或气罐吸拔在血海上，以局部皮肤泛红、充血为度。

🌸 拔罐膝眼

● **定位** 位于膝关节伸侧面，髌韧带两侧之凹陷中，左右共计4穴。

● **拔罐** 用火罐或气罐吸拔在膝眼上，以局部皮肤泛红、充血为度。

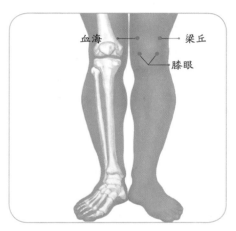

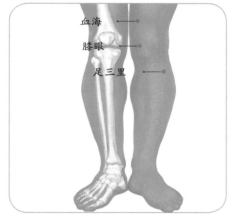

**专家指导**

每日1次，10次为1个疗程。痛重加灸局部压痛点；寒湿重加灸足三里、阴陵泉。

# 四、拔罐疗法

🌸 拔罐血海

● **定位** 位于股前区，髌底内侧

🌸 拔罐足三里

● **定位** 位于小腿前外侧，当犊鼻下3寸，距胫骨前缘一横指（中指）。

● **拔罐** 用火罐或气罐吸拔在足三里上，以局部皮肤泛红、充血为度。

### 拔罐委中

● **定位** 位于腘横纹中点，当股二头肌腱与半腱肌腱的中间。

● **拔罐** 用火罐或气罐吸拔在委中上，以局部皮肤泛红、充血为度。

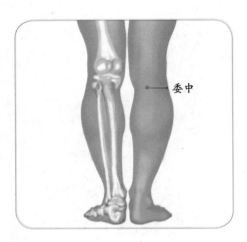

委中

#### 专家指导

拔罐以上穴位有理气消肿、散寒止痛的作用。长期坚持可缓解膝关节炎、小腿酸胀等病症。留罐10～15分钟，隔5～7天再拔。

# 五、刮痧疗法

### 点按膝眼

● **定位** 位于膝关节伸侧面，髌韧带两侧之凹陷中，左右共计4穴。

● **刮痧** 用刮痧板角部点按膝眼2分钟。

### 刮拭鹤顶

● **定位** 位于膝前区，髌底中点的上方凹陷中。

● **刮痧** 用面刮法从鹤顶上方向膝下方滑动刮拭2分钟。

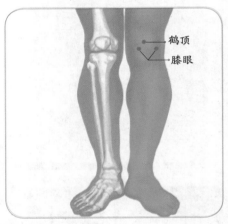

鹤顶
膝眼

### 刮拭膝阳关

● **定位** 位于膝外侧，股骨外上髁上方的凹陷处。

● **刮痧** 用刮痧板角部由上往下刮拭膝阳关10～20次，以出痧为度。

## 刮拭委中

● **定位** 位于腘横纹中点，当股二头肌腱与半腱肌腱的中间。

● **刮痧** 用刮痧板角部刮拭委中20 ~ 30次，以皮肤潮红为宜。

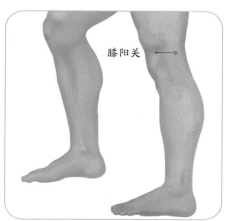

膝阳关

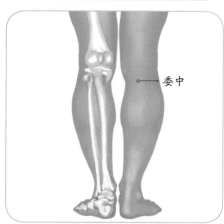

委中

# 六、敷贴疗法

## 膝关节炎热敷方

● **组成** 刘寄奴、独活、防风、秦艽、透骨草各12克，红花、艾叶、花椒、川芎、草乌、栀子各9克，桑枝30克，麦芽、五加皮各15克，生姜20克，大葱3根切断。

● **用法** 上药粉碎为粗末，用醋搅拌均匀，将药用纱布包裹，上锅热20分钟再敷患膝。注意患膝应用热毛巾敷盖，药袋放在毛巾外面以防烫伤，每次以药包的温度下降至凉为1次，每日2次，10次为1疗程。

● **功效主治** 温经活络，止痛。适用于膝关节骨性关节炎。

## 五枝液熏蒸方

● **组成** 桃枝、桑枝、柳枝、竹枝、酸枣枝各30克。

● **用法** 上述5种枝以新枝为好，不能要干枝，粗细似筷子，切成 3 厘米长，放水 3000 毫升煎煮，煎成的五枝液趁热放入盆中。让患者平卧，盖上棉被，不得漏气，双膝屈曲，将盆放于其双膝之下，让蒸腾之气熏蒸膝关节，以膝关节及下肢发汗为宜，熏蒸时间约 1 小时。每日 1 次，连续 10 日为 1 个疗程。同时可内服其他治疗药物。

● **功效主治** 祛风除湿，散寒止痛。适用于膝关节炎。

# 第四节 坐骨神经痛

坐骨神经痛是指坐骨神经通路及其分布区内的疼痛综合征。本病分原发性和继发性两类。前者是由于感染、受寒及中毒等直接损害坐骨神经而致，临床较少见。后者是由于神经通路附近的组织病变对坐骨神经产生刺激、压迫、破坏连或发生粘所致。主要临床表现：腰、臀、大腿后侧、小腿外侧、足背外侧等处有放射性、烧灼样或刀割样疼痛，疼痛常因行走、咳嗽、喷嚏等活动牵拉坐骨神经而加剧。

中医认为本病可因触冒风寒，邪阻经络，稽留腠理所致；也可由于病症日久，肝肾两虚，寒湿侵袭，邪留肌腠，脏腑经络失养所致；亦可因经络瘀滞，气血凝滞，不通则痛。本病属于中医"臀腿痛"范畴。在临床上，必须辨证清楚，疗效才显著。坐骨神经痛的治疗原则是益气补血、祛风散寒、活血化瘀、祛湿通络。

## 一、下肢的坐骨神经支配

坐骨神经痛是下肢比较常见的一种疾病，下图所示为支配下肢的坐骨神经，了解这些神经，对认识坐骨神经痛很有好处。

坐骨神经发生病变后，疼痛会沿坐骨神经通路即腰、臀部、大腿后、小腿后外侧和足外侧向下传递。

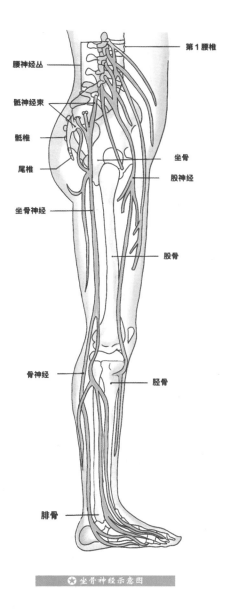

第1腰椎

腰神经丛

骶神经束

骶椎

尾椎

坐骨

股神经

坐骨神经

股骨

骨神经

胫骨

腓骨

★坐骨神经示意图

## 二、中医辨证治疗

### 🪷 风寒湿邪，侵袭经络

● **证候** 一侧下肢疼痛，疼痛由臀部向足背部放射，受寒后痛剧，呈烧灼、刀割样，并在夜间加重。舌淡，苔白滑，脉沉迟。

● **治法** 祛风散寒，利湿活络。

● **选方** 小活络丹（《太平惠民和剂局方》）加减。

● **组成** 川乌、草乌、乳香、没药各 10 克，桂枝、胆南星、乌梢蛇、宣木瓜、赤芍、寻骨风各 12 克，细辛 3 克，汉防己 30 克，怀牛膝 15 克，全蝎 6 克。

● **用法** 水煎服。

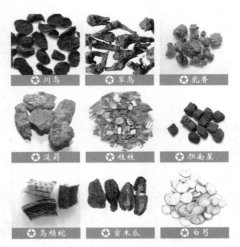

★ 川乌　★ 草乌　★ 乳香
★ 没药　★ 桂枝　★ 胆南星
★ 乌梢蛇　★ 宣木瓜　★ 白芍

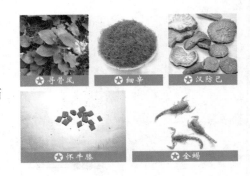

★ 寻骨风　★ 细辛　★ 汉防己
★ 怀牛膝　★ 全蝎

### 🪷 气滞血瘀

● **证候** 一侧腿痛，疼痛绵绵不已，伴麻木不仁，伸屈不利，疼痛固定不移，夜间尤甚。舌紫暗，脉涩。

● **治法** 温经活血，化瘀止痛。

● **选方** 桃红四物汤（《医宗金鉴》）加减。

● **组成** 当归、川芎、赤芍、生地黄、桃仁各 9 克，红花 6 克，茯苓 15 克，猪苓、泽泻、白术、桂枝、贝母各 9 克。

● **用法** 水煎服。

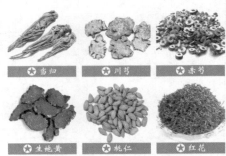

★ 当归　★ 川芎　★ 赤芍
★ 生地黄　★ 桃仁　★ 红花

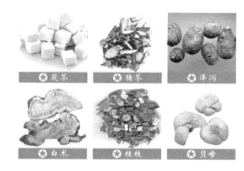

★茯苓　★猪苓　★泽泻

★白术　★桂枝　★贝母

# 三、按摩疗法

### 按揉秩边

● **定位** 位于臀部，平第4骶后孔，骶正中嵴旁开3寸。

● **按摩** 用双手掌根分别按于两侧秩边，向外按揉2～3分钟，以局部有温热感或酸胀感为度。

### 按揉殷门

● **定位** 位于大腿后面，臀下横纹下6寸，股二头肌与半腱肌之间。

● **按摩** 用中指点按殷门约1分钟，再按顺时针方向按揉2分钟，以局部感到酸胀为度。

### 深推居髎

● **定位** 位于臀区，髂前上棘与股骨大转子最凸点连线的中点处。

● **按摩** 用大拇指指端用力深推居髎，指力逐步加重，渐渐深透，持续2～3分钟。

### 按揉环跳

● **定位** 位于臀区，股骨大转子最凸点与骶管裂孔连线上的外1/3与内2/3交点处。

● **按摩** 将同侧拇指按于环跳上，用力按揉20～30次，以局部可感到酸胀或电麻感向下肢放射为宜。

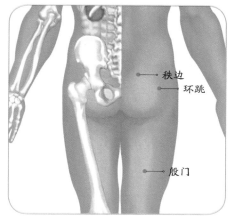

秩边
环跳
殷门

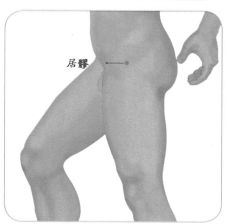

居髎

按摩以上穴位，有祛湿除邪、舒经通络的作用，可有效缓解坐骨神经痛。每日1～2次，10次为1个疗程。休息3日后，继续下个疗程。

# 四、艾灸疗法

### 灸阳陵泉

● **定位** 位于小腿外侧，腓骨头前下方凹陷中。

● **艾灸** 用温和灸法灸阳陵泉10～15分钟，灸至皮肤产生红晕为止。

### 灸承山

● **定位** 位于小腿后侧，腓肠肌两肌腹与肌腱交角处。

● **艾灸** 用温和灸法灸承山10～15分钟，灸至皮肤产生红晕为止。

### 灸昆仑

● **定位** 位于足部外踝后方，当外踝尖与跟腱之间的凹陷处。

● **艾灸** 用温和灸法灸昆仑10分钟，灸至皮肤产生红晕为止。

### 灸阿是穴

● **定位** 位于关节疼痛处或敏感反应点。

● **艾灸** 用温和灸法灸阿是穴15～20分钟，灸至皮肤产生红晕为止。

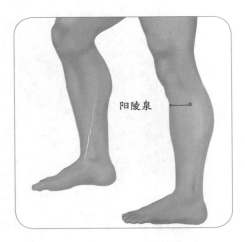

阳陵泉

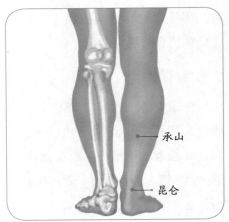

承山

昆仑

# 五、刮痧疗法

## 刮拭委中

● **定位** 位于腘横纹中点，当股二头肌腱与半腱肌腱的中间。

● **刮痧** 用刮痧板角部刮拭委中3分钟，至出痧，以患者可承受为度。

## 刮拭承山

● **定位** 位于小腿后侧，腓肠肌两肌腹与肌腱交角处。

● **刮痧** 用刮痧板角部刮拭承山3分钟，至出痧，以患者可承受为度。

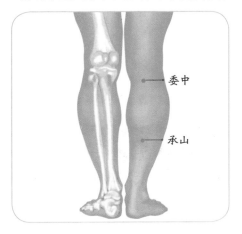

委中

承山

## 刮拭阴陵泉

● **定位** 位于小腿内侧，当胫骨内侧髁后下方凹陷处。

● **刮痧** 用刮痧板角部刮拭阴陵泉3分钟，至出痧，以患者可承受为度。

## 刮拭足三里

● **定位** 位于小腿前外侧，当犊鼻下3寸，距胫骨前缘一横指（中指）。

● **刮痧** 用刮痧板角部刮拭足三里3分钟，至出痧，以患者可承受为度。

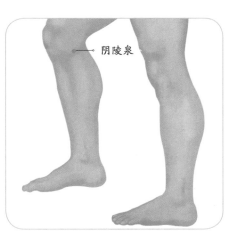

阴陵泉

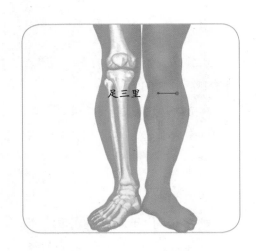

足三里

**专家指导**

以上穴位配伍阿是穴刮痧，有平肝益肾、疏通经络的作用，可辅助治疗坐骨神经痛。每3日治疗1次，10次为1个疗程。

# 六、敷贴疗法

## 方一

● **组成** 附子、木香、炒吴茱萸、马兰子、蛇床子、肉桂各12克，生姜汁适量。

● **制法** 将前6味药共研成细末，装瓶备用。

● **用法** 用时取药末6克，以生姜汁调成膏状，敷于患者肚脐上，外盖纱布，胶布固定。每日换1次，10次为1个疗程。

● **功效主治** 祛风散寒止痛。适用于坐骨神经痛，症见肢体关节酸痛，游走不定，关节屈伸不利，或见恶风发热，苔薄白，脉浮。

## 方二

● **组成** 羌活、独活、当归、川芎、麻黄各10克，干姜、桂枝、吴茱萸各15克，风湿止痛膏适量。

● **制法** 除风湿止痛膏外，其余药物共研成细末，装瓶备用。

● **用法** 用时将风湿止痛膏置水浴锅中溶化，加入适量药末，搅匀，摊涂布上，每贴重20～30克，贴于患者肚脐及命门上，每3日更换1次。

● **功效主治** 散寒止痛。适用于坐骨神经痛，症见肢体关节疼痛较剧，痛有定处，得热痛减，遇寒痛增，关节不可屈伸，局部皮色不红，触之不热，苔薄白，脉弦紧。

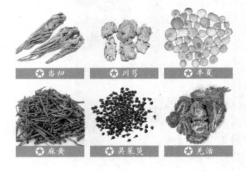

★当归　★川芎　★半夏
★麻黄　★吴茱萸　★羌活

## 🪷 方三

● **组成** 当归、川芎、半夏、麻黄各3克，吴茱萸、羌活、薏苡仁各9克，风湿止痛膏2贴。

● **制法** 除风湿止痛膏外，余药物共研成细末，瓶贮备用。

● **用法** 用时取药末9克，以温开水调成泥状，纳入患者脐内，外用风湿止痛膏封贴，同时将另1贴风湿止痛膏贴于命门，每3日更换1次，5次为1个疗程。

● **功效主治** 祛风除湿止痛。适用于坐骨神经痛，症见肢体关节重着，酸痛，或有肿胀，痛有定处，手足沉重，活动不便，肌肤麻木不仁，苔白腻，脉濡缓。

# 七、药膳食疗

## 🪷 桑枝鸡

桑枝60克，绿豆30克，鸡肉250克，精盐、姜片等调味品适量。前三味同入锅中，加水炖至鸡肉熟烂，入精盐、姜片等调味品，稍煮即成。饮汤食肉，适量食用。

**本品有清热通痹、益气补血的作用，适用于湿热引起的坐骨神经痛。**

## 🪷 蜜汁木瓜

木瓜1个，生姜2克，蜂蜜适量。木瓜去皮切片，放入锅中，加清水适量，调入蜂蜜、生姜，煮熟即成。喝汤食木瓜，适量食用。

**本品有祛风利湿、舒筋止痛的作用，适用于坐骨神经痛。**

## 🪷 乌头汤

生川乌10克，香米50克，薏苡仁6克，姜汁、蜂蜜各少许。前三味共置锅中，加清水500毫升，煮沸后改文火煮，调入姜汁、蜂蜜，煮至米烂即成。每天1剂，作早、晚餐食用。

**本品有温经散寒、除痹止痛的作用，适用于寒痹邪实之坐骨神经痛。本方不可久服。**

## 🪷 猪肉鳝鱼羹

杜仲15克，黄鳝250克，猪肉100克，葱、姜、米醋、胡椒粉、料酒、香菜、花生油等适量。杜仲水煎取汁；黄鳝宰杀干净，切段；猪肉洗净，剁成末。炒锅放油烧热，入猪肉末滑炒，加清水、杜仲汁，入鳝鱼段及其他调料，烧沸后以文火煮至肉熟烂，出锅撒上香菜即成。

佐餐食用。

**本品有补肝肾、益气血、祛风通络的作用，适用于肝脾两虚之坐骨神经痛。**

### 🪷 木瓜枸杞粥

木瓜（干制）30克，大米100克，枸杞子15克，冰糖适量。木瓜洗净水煎取浓汁，去药渣，加入洗净的大米和枸杞子，文火熬煮至快成粥时加入冰糖，待冰糖溶化后即可食用。

**本品有舒筋活络、健脾理胃的作用，适用于坐骨神经痛。**

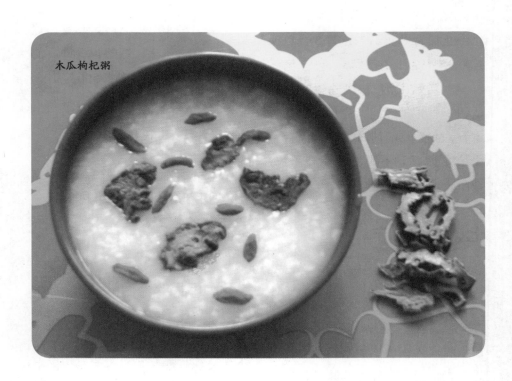

木瓜枸杞粥

# 第五节　膝关节半月板损伤

膝关节的股骨两髁与胫骨平台之间，两侧各有一个圆弧形软骨，即半月板，或称半月软骨。半月板的存在，有利于膝关节的稳定及屈伸、旋转活动，可调节膝关节内的压力，吸收或缓冲对膝关节的冲击力量。一旦半月板受到损伤，膝关节就失去了稳定性及正常的活动功能，会出现一系列临床症状和体征。

引起膝关节半月板损伤的多为外力因素。当一腿承重，小腿固定在半屈曲、外展位时，身体及股部猛然内旋，内侧半月板在股骨髁与胫骨之间受到旋转压力，会导致半月板撕裂。本病急性期膝关节有明显疼痛、肿胀和积液，关节屈伸活动障碍。急性期过后，肿胀和积液可自行消退，但活动时关节仍有疼痛，尤以上下楼、上下坡、下蹲起立、跑、跳等动作时疼痛更明显，严重者可出现

跛行或屈伸功能障碍，部分患者有交锁现象，或在膝关节屈伸时有弹响。

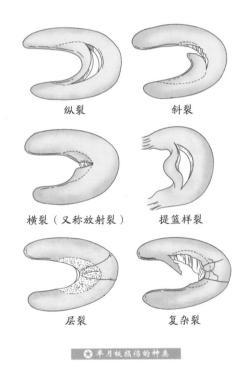

纵裂　　斜裂

横裂（又称放射裂）　　提篮样裂

层裂　　复杂裂

★半月板损伤的种类

# 一、中医辨证治疗

## 气滞血瘀

● **证候** 膝关节疼痛肿胀明显，关节交锁不易解脱，局部压痛明显，动则痛甚。舌暗红或有瘀斑，苔薄白，脉弦或弦涩。

● **治法** 活血化瘀，行气止痛。

● **选方** 桃红四物汤加牛膝、防风。

● **组成** 当归、熟地黄、川芎、白芍、桃仁、红花、牛膝、防风各15克。

● **用法** 水煎服。

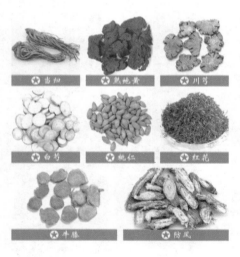

★当归　★熟地黄　★川芎
★白芍　★桃仁　★红花
★牛膝　★防风

## 痰湿阻滞

● **证候** 损伤日久或手术后膝关节肿胀明显，酸痛乏力，屈伸受限。舌淡胖，苔腻，脉滑濡。

● **治法** 健脾祛湿，化痰通络。

● **选方** 半夏白术天麻汤加减。

● **组成** 半夏、炒白术、天麻、茯苓、薏苡仁、橘红、防风、独活、汉防己、五加皮、牛膝、木瓜等。

● **用法** 水煎服。

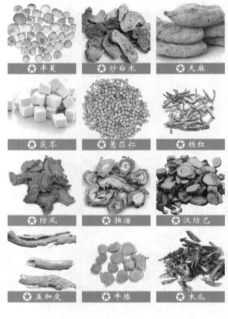

★半夏　★炒白术　★天麻
★茯苓　★薏苡仁　★橘红
★防风　★独活　★汉防己
★五加皮　★牛膝　★木瓜

## 肝肾亏虚

● **证候** 无明显的外伤史，或轻微扭伤，肿痛较轻，安静时反而疼痛加重，或损伤日久，肌肉萎缩，膝软无力，弹响交锁频作。舌红或淡，苔少，脉细或细数。

- **治法** 滋补肝肾，强壮筋骨。
- **选方** 肾气丸加减。
- **组成** 熟地黄、怀山药、山茱萸、牡丹皮、茯苓、泽泻、当归、牛膝、续断、杜仲、独活、白芍、五加皮等。
- **用法** 水煎服。

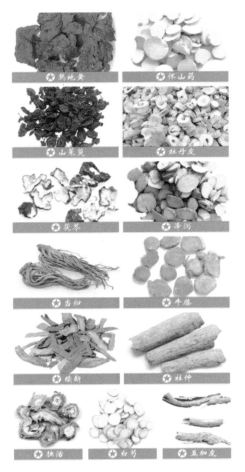

# 二、按摩疗法

## 揉压犊鼻

- **定位** 位于膝部，髌骨与髌韧带外侧凹陷中，即外膝眼。
- **按摩** 用拇指揉压犊鼻30～50次，以局部有酸胀感为宜。

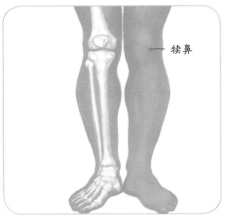

犊鼻

## 揉压膝阳关

- **定位** 位于膝外侧，股骨外上髁上方的凹陷处。
- **按摩** 用拇指揉压膝阳关30～50次，以局部有酸胀感为宜。

## 揉压阳陵泉

- **定位** 位于小腿外侧，腓骨头前下方凹陷中。
- **按摩** 用拇指揉压阳陵泉30～50次，以局部有酸胀感为宜。

### ❧ 揉压气冲

● **定位** 位于腹股沟稍上方，当脐中下 5 寸，距前正中线 2 寸。

● **按摩** 用拇指揉压气冲 30 ~ 50 次，以局部有酸胀感为宜。

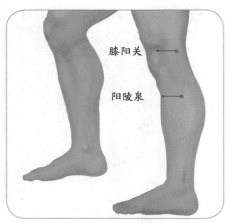

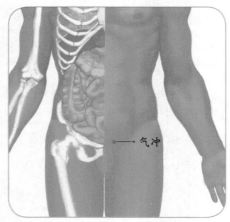

## 三、拔罐疗法

### ❧ 拔罐膝眼

● **定位** 位于膝关节伸侧面，髌韧带两侧之凹陷中，左右共计 4 穴。

● **拔罐** 先在膝眼常规消毒后，用三棱针刺入穴位，使其流出紫色瘀血，血止拔火罐，留罐 10 分钟，每天 1 次。

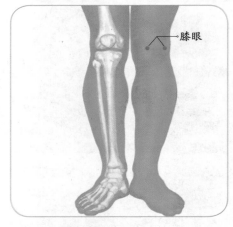

### ❧ 拔罐阳陵泉

● **定位** 位于小腿外侧，腓骨头

前下方凹陷中。

● **拔罐** 先在阳陵泉常规消毒后，用三棱针刺入穴位，使其流出紫色瘀血，血止拔火罐，留罐10分钟，每天1次。

### 🪷 拔罐委中

● **定位** 位于腘横纹中点，当股二头肌腱与半腱肌腱的中间。

● **拔罐** 先在委中常规消毒后，用三棱针刺入穴位，使其流出紫色瘀血，血止拔火罐，留罐10分钟，每天1次。

### 🪷 拔罐条口

● **定位** 位于小腿外侧，犊鼻下8寸，犊鼻与解溪连线上。

● **拔罐** 先在条口常规消毒后，用三棱针刺入穴位，使其流出紫色瘀血，血止拔火罐，留罐10分钟，每天1次。

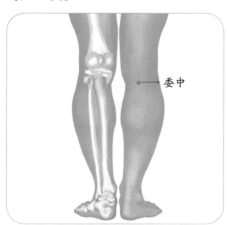

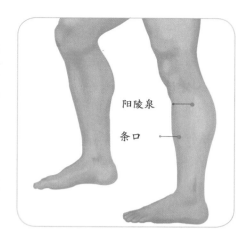

---
**专家指导**

取以上穴位刺血拔罐有消瘀肿、止疼痛的作用，对膝关节半月板损伤有较好的疗效。

---

# 四、刮痧疗法

### 🪷 刮拭梁丘

● **定位** 位于股前区，髌底上2寸，股外侧肌与股直肌腱之间。

● **刮痧** 用刮痧板角部由上往下刮拭梁丘10～20次，以出痧为度。

### 🪷 刮拭膝阳关

● **定位** 位于膝外侧，股骨外上髁上方的凹陷处。

● **刮痧** 用刮痧板角部由上往下刮拭膝阳关10～20次，以出痧为度。

### 🪷 刮拭阳陵泉

● **定位** 位于小腿外侧，腓骨头前下方凹陷中。

● **刮痧** 用刮痧板角部由上往下刮拭阳陵泉 10 ~ 20 次，以出痧为度。

### 🪷 刮拭膝眼

● **定位** 位于膝关节伸侧面，髌韧带两侧之凹陷中，左右共计 4 穴。

● **刮痧** 用刮痧板角部由上往下刮拭膝眼 10 ~ 20 次，以出痧为度。

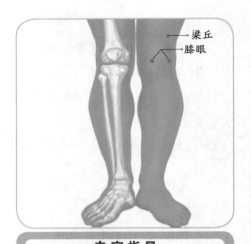

梁丘
膝眼

**专家指导**

刮拭以上穴位，有活血祛瘀、疏通经络的作用，可辅助治疗膝关节半月板损伤。

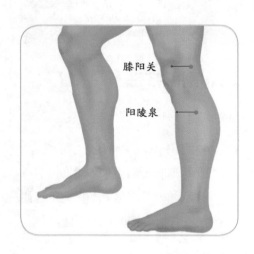

膝阳关
阳陵泉

## 五、敷贴疗法

### 🪷 一号外敷方

● **组成** 白及、白芍、甜瓜籽、合欢皮、续断、千年健各 50 克，土鳖虫、远志、草薢、白芷各 16 克，甘草 9 克（中年患者可加檀香、三七、广木香各 16 克）。

● **用法** 上药共研细末，用水调匀，然后加鸡蛋清调敷伤处。

● **功效主治** 逐寒，散瘀，消肿，止痛，续筋。用于膝关节半月板损伤。

## 二号外敷方

● **组成**　海桐皮、紫荆皮、羌活、独活各3克，土鳖虫、木香、牛膝、续断、儿茶各6克。

● **用法**　上药共研细末，蜂蜜调敷。

● **主治**　适用于半月板损伤伴有韧带撕裂。

## 四肢洗方

● **组成**　冬桑枝、桂枝、萆薢、落得打、当归、补骨脂、羌活、独活各9克，牛膝12克，红花、木瓜各6克。

● **用法**　将上药放入锅内，加满水煮沸，熏洗患处，每日2～3次，每次约30分钟。每剂可用2～3天。

● **功效主治**　滑利关节，温经通络，活血祛风。适用于四肢骨节筋络损伤，症见局部肿胀疼痛、关节动作不利。

# 第六节　膝关节侧副韧带损伤

侧副韧带位于膝关节两侧，它与交叉韧带同是维持膝关节稳定的重要结构。膝关节侧副韧带损伤，多由直接撞伤或在屈膝旋转位突然跌倒引起。轻者部分损伤，重者可完全断裂或伴有半月板或十字韧带损伤。

本病患者多有明显外伤史。

膝关节侧副韧带损伤后，伤侧肿胀、剧痛，膝关节呈半屈状，可勉强行走；韧带完全断裂时，皮下出现瘀血、青紫。明显的疼痛、肿胀会影响膝关节活动，若不及时诊治本病，会严重地影响关节功能。

# 一、中医辨证治疗

## ❁ 血瘀气滞

● **证候** 伤后膝部疼痛，肿胀，皮下瘀斑，膝关节松弛，屈伸障碍。舌暗有瘀斑，脉弦或涩。

● **治法** 活血理气，祛瘀止痛。

● **选方** 跌打丸（《中华人民共和国药典》）。

● **组成** 三七、赤芍各64克，当归、骨碎补、北刘寄奴、桃仁、牡丹皮、姜黄、防风、甜瓜子、枳实（炒）、桔梗、木通、自然铜（煅）、土鳖虫各32克，白芍、血竭、红花、苏木、乳香（制）、没药（制）、醋三棱、甘草各48克，续断320克。

● **用法** 炼蜜为丸，每丸重3克。口服，每次1丸，每日2次。

● **功效** 活血散瘀，消肿止痛。

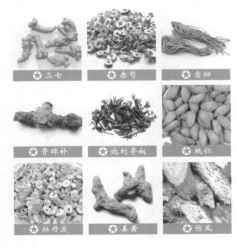

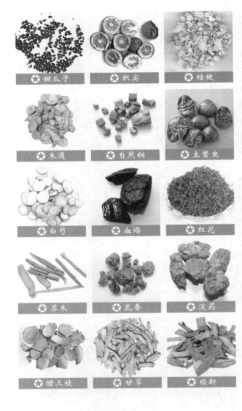

## ❁ 筋脉失养

● **证候** 伤后迁延不愈，膝部肿胀未消，钝痛酸痛，喜揉喜按，肌肉萎缩，膝软无力，上下台阶有错落感。舌淡，无苔，脉细。

● **治法** 滋补肝肾，养血荣筋。

● **选方** 养血荣筋丸（《中华人民共和国药典》）。

● **组成** 当归、透骨草、油松节、陈皮、木香、铁丝威灵仙（酒炙）各45克，鸡血藤、赤芍、续断、桑寄生、党参、伸筋草、赤

小豆各 75 克，何首乌（黑豆酒炙）
150 克，补骨脂（盐）、白术（炒）
各 60 克。

- **用法** 炼蜜为丸，每丸重 9
克。口服，每次 1～2 丸，每日 2 次。
- **功效** 养血荣筋，祛风通络。

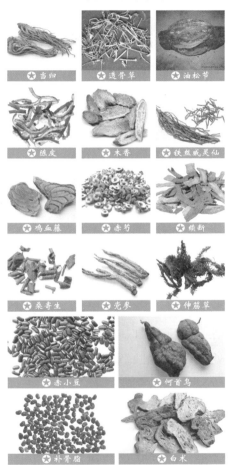

★当归 　★透骨草 　★油松节
★陈皮 　★木香 　★铁丝威灵仙
★鸡血藤 　★赤芍 　★续断
★桑寄生 　★莞荽 　★伸筋草
★赤小豆 　★何首乌
★补骨脂 　★白术

## 二、按摩疗法

### 揉压气冲

- **定位** 位于腹股沟稍上方，
当脐中下 5 寸，距前正中线 2 寸。
- **按摩** 用拇指揉压气冲
30～50 次，以局部有酸胀感为宜。

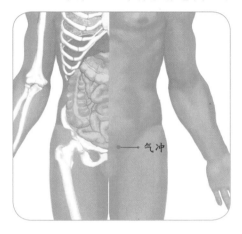

气冲

### 按揉阳陵泉

- **定位** 位于小腿外侧，腓骨
头前下方凹陷中。
- **按摩** 用拇指指腹按揉阳陵
泉 2～3 分钟，力度适中，以局
部有酸胀感为宜。

### 按揉梁丘

- **定位** 位于股前区，髌底上
2 寸，股外侧肌与股直肌腱之间。
- **按摩** 用拇指指腹按揉梁丘
2～3 分钟，力度适中，以局部有

酸胀感为宜。

### ✿ 点按风市

● **定位** 位于大腿外侧中线上，当臀下横纹与腘横纹之间中点处。

● **按摩** 用中指指腹垂直下压患侧风市1分钟，以有酸、胀、麻感为宜。

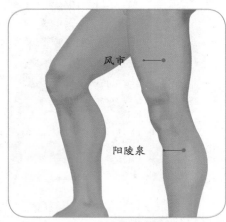

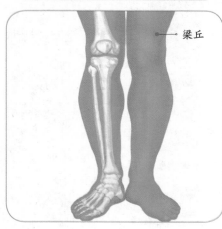

# 三、敷贴疗法

### ✿ 洗敷方

● **组成** 川乌、红花、防风、土鳖虫、地龙、牛膝各9克，透骨草16克，蜂房2个。

● **用法** 用半盆水，放药1剂，煮沸后即用气熏伤处，一边加热一边熏10分钟。去火降温后，用毛巾热敷伤处20分钟，毛巾热敷时，用手拍打，敷盖后切忌在伤处移动，防止擦破皮肤。洗敷后，应避风寒。每日2次，2～3日1剂。

● **功效主治** 温通经络，活血散瘀，舒筋止痛。适用于筋肉组织损伤。新伤瘀血、肿胀明显者，待出血停止后方可洗敷。对陈旧性伤筋也有效。伤后皮肤破裂者，禁熏洗。

🌸 **敷贴方**

● **组成** 大黄、细辛、藏红花、川乌、草乌、苏木、马前子各50克，川芎、白芷、羌活、独活、伸筋草、透骨草、丹参、延胡索、乳香、没药、赤芍、桃仁、防风各30克，白花蛇3条，血竭、冰片各20克。

● **制法** 将上药干燥碾碎，过14目筛，用75%酒精、吐温80、甘油三种溶剂配成混合液，其比例为3：2：1，取适量与药物拌匀，干湿适中，装瓶密封备用。

● **用法** 治疗时每次每部位取上述药物5克左右，单层纱布包裹、用医用橡皮膏将药物全部覆盖固定于患处（压痛点），每次贴2天，7次为1个疗程。

# 第七节 膝关节创伤性滑膜炎

膝关节是全身关节中滑膜面积最大的关节，滑膜反应也最明显。膝部外伤或多种原因刺激后引起滑膜损伤，使关节腔内积聚多量渗出液者称为膝关节创伤性滑膜炎。

本病女性多于男性，肥胖者更为多见。膝关节急性损伤，如骨折、脱位、韧带断裂、软骨损伤等，可使关节积瘀、积血，血郁化热，湿热相搏，致膝关节发热、肿胀、热灼筋肉而拘挛，关节不能屈伸，即为急性膝关节创伤性滑膜炎。若受伤轻或多次轻伤，加上寒湿侵袭，而致膝部渐肿，病程较长者，称为慢性膝关节创伤性滑膜炎。

# 一、中医辨证治疗

## 急性期

● **证候** 急性损伤，膝关节出现血肿。关节血肿一般是在伤后即时或伤后 1~2 小时内发生，膝部周围有广泛的瘀血、瘀斑，触诊时皮肤肿胀处有紧张感，浮髌试验阳性，局部较热。

● **治法** 散瘀生新。

● **选方** 桃红四物汤加减。

● **组成** 当归 12 克，川芎、白芍、生地黄、桃仁、红花各 10 克，三七 3 克。

● **用法** 水煎服，每日 1 剂。

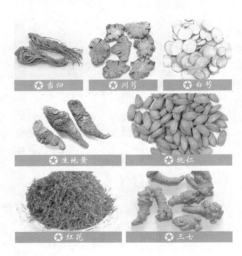

当归　川芎　白芍
生地黄　桃仁
红花　三七

## 慢性期

● **证候** 多见患膝沉重不适，屈伸困难，被动活动正常，疼痛不剧烈，局部不红不热，一般关节积液较少，浮髌试验阴性。若积液超过 10 毫升，则浮髌试验阳性。

● **治法** 祛风燥湿，强壮肌筋。

● **选方** 羌活胜湿汤加减。

● **组成** 羌活、独活、藁本、防风各 15 克，川芎、蔓荆子各 10 克，甘草 6 克。

● **用法** 每日 1 剂，水煎服。

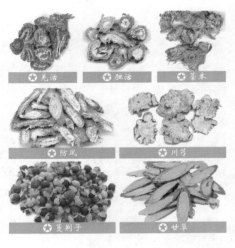

羌活　独活　藁本
防风　川芎
蔓荆子　甘草

# 二、按摩疗法

## 点按髀关

● **定位** 位于大腿前面，当髂前上棘与髌底外侧端的连线上，屈髋时，平会阴，居缝匠肌外侧凹陷处。

● **按摩** 用拇指指腹点按患侧
髀关1分钟，以有酸、胀、麻感
为宜。

### 点按伏兔

● **定位** 位于股前区，髌底上
6寸，髂前上棘与髌底外侧端的连
线上。

● **按摩** 用拇指指腹点按患侧
伏兔1分钟，以有酸、胀、麻感
为宜。

### 按压膝眼

● **定位** 位于膝关节伸侧面，
髌韧带两侧之凹陷中，左右共计4
穴。

● **按摩** 用双手拇指、食指按
压膝眼2～3分钟，力度以稍感
酸胀为宜。

### 点按足三里

● **定位** 位于小腿前外侧，当
犊鼻下3寸，距胫骨前缘一横指
（中指）。

● **按摩** 用拇指指腹点按患侧
足三里1分钟，以有酸、胀、麻
感为宜。

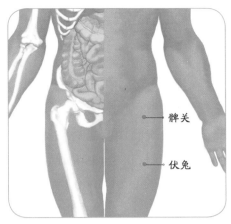

髀关

伏兔

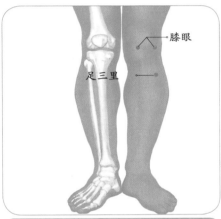

膝眼

足三里

**专家指导**

以上穴位配伍点按阴陵泉、
三阴交、解溪等穴位，有活血
化瘀、消肿止痛的作用，可辅
助治疗膝关节创伤性滑膜炎。

# 三、敷贴疗法

## 万灵五香膏

● **组成** 穿山甲、羌活、桃仁、大黄、制没药、玄参、马钱子、牛膝、赤芍、血余炭、红花、苦杏仁、地黄、生川乌、当归、川芎、制乳香、续断、白芷各 30 克，肉桂 60 克，人工麝香 10 克。

● **制法** 以上二十一味，肉桂、白芷粉碎成细粉与人工麝香配研，过筛，混匀，分装成小瓶或小袋。制乳香、制没药粉碎成细粉，过筛，混匀。穿山甲、地黄、马钱子、桃仁酌予碎断，与食用植物油 3750 克同置锅内加热至 200℃，加入酌予碎断的当归等其余十二味，炸枯，去渣，滤过，炼至滴水成珠，加入红丹约 1700 克，搅匀，收膏，将膏浸泡于水中。取膏，用文火加热熔化后，加入乳香、没药细粉搅匀，分摊于布上即得。

● **规格** 每张膏药净重 30 克，每小瓶装药粉 0.38 克。

● **用法** 外用，加温软化，将小瓶内的药粉倒在膏药中心，稍加粘和后，贴于患处。每次用 1 ~ 2 贴，每日最多不超过 2 贴。3 ~ 4 天换 1 次。

● **功效主治** 活血通络，消肿止痛。用于风湿痹证，关节肿痛，筋骨酸楚，跌打损伤，骨折瘀阻，陈伤隐痛。

## 熨风散

● **组成** 羌活、防风、白芷、当归、芍药、细辛、芫花、吴茱萸、肉桂各等份。

● **用法** 将上药研为粗末，作 2 剂，赤皮葱连须 250 克切碎，同酽醋拌匀，炒令极热，帛裹，于患处熨之，稍冷即换药，痛止停熨。

● **功效主治** 温经祛寒，散风止痛。适用于慢性期膝关节创伤性滑膜炎。

## 双柏散

● **组成** 大黄、侧柏各 1000 克，薄荷、黄柏、泽兰各 500 克。

● **用法** 将上药研为细末。开水、蜂蜜调敷患处。

● **功效主治** 活血祛瘀，消肿止痛。适用于慢性期膝关节创伤性滑膜炎。

# 第八节 髌骨软骨软化症

髌骨软骨软化症主要是指髌骨软骨退行性改变，软骨面被磨损而导致以下蹲时膝关节疼痛为主要症状的疾患。髌骨软骨软化症又称髌骨劳损、髌骨软骨病，是一种很常见的膝关节疾患，临床上以 45 岁以上妇女多见。本病好发于膝部活动较多的人员，如田径、登山运动员、舞蹈演员。

中医认为本病病机为年老体衰，肝肾亏虚，筋骨失养。膝关节在长期伸屈中，髌骨之间反复摩擦、互相撞击，致使软骨面被磨损而致本病。

## 一、中医辨证治疗

### 血瘀气滞

● **证候** 有膝关节过度活动或外伤史，膝前疼痛，痛有定处或拒按，上下楼、半蹲时疼痛加重。舌暗紫，或有瘀斑，脉弦紧或涩。

● **治法** 活血化瘀，行气止痛。

● **选方** 桃红四物汤加减，方见"坐骨神经痛"节。

### 风寒湿痹

● **证候** 有受寒湿史，关节发凉，冷痛或肿胀，膝前酸重沉着，疼痛缠绵，活动不利，阴雨寒湿天气，上下楼、半蹲时疼痛加重。舌淡，苔白滑，脉沉紧。

● **治法** 祛风散寒，除湿通痹。

● **选方** 独活寄生丸（《中华人民共和国药典》）。

● **组成** 独活、桑寄生、防风、秦艽、肉桂、细辛、川芎、当归（酒制）、白芍、杜仲（盐水制）等 15 味。

● **用法** 每丸重 0.07 克。口服，每次 6 克，每日 2 次。

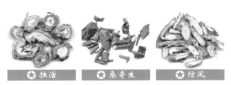

★独活　　★桑寄生　　★防风

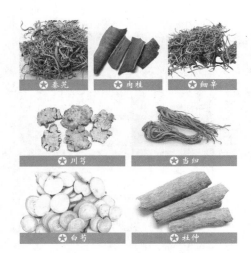

☀ 秦艽　☀ 肉桂　☀ 细辛

☀ 川芎　☀ 当归

☀ 白芍　☀ 杜仲

### 🪷 风湿热痹

● **证候** 患者急性发病，关节局部肿胀、痛不可触，局部皮肤发热，遇热或雨天痛增，活动后痛减，恶热口渴，小便短赤。苔黄腻，脉濡数或弦数。

● **治法** 清热利湿，通络止痛。

● **选方** 四妙丸（《中华人民共和国药典》）。

● **组成** 黄柏、薏苡仁各250克，苍术、牛膝各125克。

● **用法** 水泛为丸，每15粒重1克。口服，每次6克，每日2次。

### 🪷 肝肾亏虚

● **证候** 病程日久，膝部酸痛乏力、股四头肌萎缩明显，肿胀反复发作，腿膝乏力，劳累更甚，

卧则减轻。偏阳虚者面色㿠白，手足不温，少气懒言，腰腿发凉，舌淡，脉沉细。偏阴虚者咽干口渴，面色潮红，倦怠乏力，心烦失眠，舌红，少苔，脉弦细数。

● **治法** 补益肝肾，强筋壮骨。

● **选方** 补肾壮筋汤。

● **组成** 熟地黄、当归、山茱萸、茯苓、续断各12克，牛膝、杜仲、白芍、五加皮各10克，青皮5克。

● **用法** 水煎服。

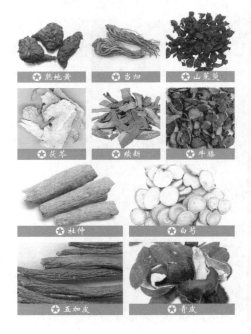

☀ 熟地黄　☀ 当归　☀ 山茱萸

☀ 茯苓　☀ 续断　☀ 牛膝

☀ 杜仲　☀ 白芍

☀ 五加皮　☀ 青皮

## 二、按摩疗法

### 按揉委中

- **定位** 位于腘横纹中点，当股二头肌腱与半腱肌腱的中间。

- **按摩** 用拇指按揉委中3～5分钟，力度适中，以有胀痛感为宜。

### 按压膝眼

- **定位** 位于膝关节伸侧面，髌韧带两侧之凹陷中，左右共计4穴。

- **按摩** 用双手拇指、食指按压膝眼3～5分钟，力度以稍感酸胀为宜。

### 按揉委阳

- **定位** 位于膝部，腘横纹上，股二头肌腱的内侧缘。

- **按摩** 用拇指按揉委阳3～5分钟，力度适中，以有胀痛感为宜。

### 点按承山

- **定位** 位于小腿后侧，腓肠肌两肌腹与肌腱交角处。

- **按摩** 用两手拇指指端点按两侧承山，力度以稍感酸痛为宜，一压一松为1次，连做10～20次。

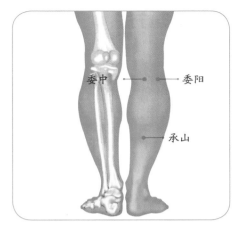

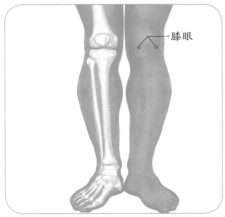

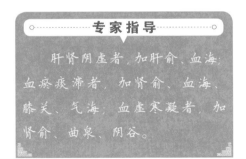

**专家指导**

肝肾阴虚者，加肝俞、血海；血瘀痰滞者，加肾俞、血海、膝关、气海；血虚寒凝者，加肾俞、曲泉、阴谷。

## 三、艾灸疗法

### 灸肾俞

● **定位** 位于腰部，当第2腰椎棘突下，后正中线旁开1.5寸。

● **艾灸** 用温和灸法灸肾俞15～20分钟，灸至皮肤产生红晕为止。

### 灸命门

● **定位** 位于腰部，当后正中线上，第2腰椎棘突下凹陷处。

● **艾灸** 用温和灸法灸命门15～20分钟，灸至皮肤产生红晕为止。

### 灸秩边

● **定位** 位于臀部，平第4骶后孔，骶正中嵴旁开3寸。

● **艾灸** 用温和灸法灸秩边15～20分钟，灸至皮肤产生红晕为止。

### 灸委中

● **定位** 位于腘横纹中点，当股二头肌腱与半腱肌腱的中间。

● **艾灸** 用温和灸法灸委中15～20分钟，灸至皮肤产生红晕为止。

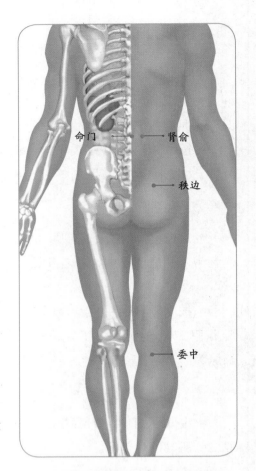

命门　肾俞　秩边　委中

**专家指导**

以上穴位配合阿是穴艾灸，有行气活血、舒筋止痛的作用。每天1次，10次为1个疗程，间隔2～3天行下个疗程。

## 四、敷贴疗法

### 🌸 海桐皮汤

● **组成** 海桐皮、透骨草、乳香、没药各 6 克，当归 5 克，川椒 10 克，川芎、红花、威灵仙、甘草、防风各 3 克，白芷 2 克。

● **用法** 上药粉碎成细末，混合均匀，陈醋调匀敷于患处，红外线灯照射 30 分钟，每日 1 次，每次 1 剂。或将上药装入布袋内封口，加水 1500 毫升，煮沸 15 ~ 20 分钟，趁热熏洗、热敷患部，每日 1 次。

### 🌸 红药贴膏

● **用法** 外用，洗净患处，贴敷，1 ~ 2 日更换 1 次。

● **功效主治** 祛瘀生新，活血止痛。用于跌打损伤，筋骨瘀痛。

### 🌸 云南白药膏

● **用法** 外用，洗净患处，贴敷。贴用时间不宜超过 12 小时。偶见红肿、水疱等，遇此应停药。

● **功效主治** 活血散瘀，消肿止痛，祛风除湿。用于跌打损伤，瘀血肿痛，风湿疼痛。

# 第九节　膝部结核性关节炎

膝部结核性关节炎在中医指"鹤膝风"。患者膝关节肿大，像仙鹤的膝部，故名鹤膝风。该病多由经络气血亏损，风邪外袭，阴寒凝滞而成，属于中医"痹证"范畴。本病虽发于膝、肘关节局部，但局部病变往往会影响全身。

# 一、中医辨证治疗

## ❀ 寒湿凝滞

● **证候** 单侧或双侧膝关节肿大、疼痛较剧，难以履步，发热恶风，形寒肢冷，面色㿠白略青。舌紫暗或淡，苔白滑，脉沉紧或沉迟。

● **治法** 祛寒利湿，散阴寒凝滞之邪。

● **选方** 五积散加减。

● **组成** 麻黄、厚朴、苍术、当归、姜半夏、羌活、白芷、茯苓、枳壳、白芍、川芎各10克，肉桂、干姜各3克，陈皮5克。

● **用法** 水煎服。

● **加减** 寒者重用桂枝，表证不明显者可去麻黄等疏解之类药物，表虚有汗者去麻黄、苍术、白术、黄芪之类，里寒甚者加吴茱萸、细辛等。本证以"寒""湿"为主要邪气，"寒"须辨析其表里及受邪轻重；"湿"邪盛者，则需配苍术、白术；胃纳不馨者加山楂，以祛寒利湿，行气活血。

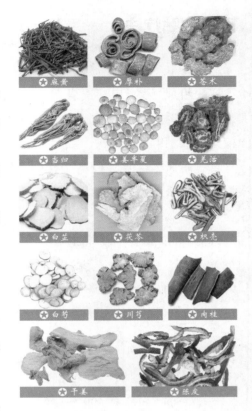

☆麻黄　☆厚朴　☆苍术
☆当归　☆姜半夏　☆羌活
☆白芷　☆茯苓　☆枳壳
☆白芍　☆川芎　☆肉桂
☆干姜　☆陈皮

## ❀ 湿热壅阻

● **证候** 膝关节局部红、肿、热、痛，扪之灼手，按之濡软，面色黄而带浊，小便黄，大便先干后溏。舌淡红或红，苔薄黄或黄腻，脉滑数或濡数。

● **治法** 清热化湿，除壅阻之热。

● **选方** 三妙丸合萆薢化毒汤加减。

● **组成** 苍术、黄柏、当归、

牡丹皮、防己、木瓜、秦艽各10克，萆薢15克，牛膝、薏苡仁各20克。

● **用法** 水煎服。

● **加减** 热盛者，加金银花、地丁草；祛湿宜加车前子、木通之类。

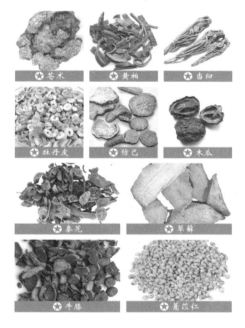

☆苍术　☆黄柏　☆当归

☆牡丹皮　☆防己　☆木瓜

☆秦艽　☆萆薢

☆牛膝　☆薏苡仁

### 🪷 肿疡化腐

● **证候** 膝关节局部弥漫肿胀、剧痛，势如虎咬，屈伸困难，伴神萎心烦，口渴不欲饮。偏寒者膝关节局部皮色不变，且有阴凉感，舌淡白而润，脉滑；偏热者膝关节局部皮色红，按之热感，身热烦渴，小便短赤，大便干结，舌红，苔黄且干，脉滑数。

● **治法** 属寒者以温养散寒通滞为主，属热者以清热解毒通络为主。

● **选方** 阳和汤加减。（属寒）

● **组成** 熟地黄、鹿角胶（烊化）、麻黄、白芥子各10克，炮姜3克，肉桂1克。

● **用法** 水煎服。

● **加减** 寒盛者，加干姜、细辛、附子。

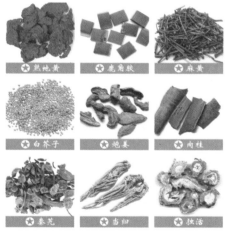

☆熟地黄　☆鹿角胶　☆麻黄

☆白芥子　☆炮姜　☆肉桂

☆秦艽　☆当归　☆独活

● **选方** 大秦艽汤加减。（属热）

● **组成** 秦艽、当归、独活、羌活、防风、黄芩、白芷、白术、川芎、茯苓、生地黄、熟地黄各10克，石膏30克，细辛、甘草各3克。

● **用法** 水煎服。

● **加减** 热盛者加寒水石、金银花、紫花地丁、蒲公英。

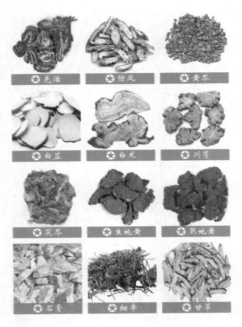

☀羌活　☀防风　☀黄芩

☀白芷　☀白术　☀川芎

☀茯苓　☀生地黄　☀熟地黄

☀石膏　☀细辛　☀甘草

### 🪷 阳虚阴翳

● **证候** 膝关节局部漫肿沉痛，或不痛但酸，活动时疼痛加剧，难以转侧，畏寒怕冷，面色苍白，疲乏无力，食欲不振，大便不实，小便清长。舌淡白或嫩胖，苔白腻而润，脉沉缓，或沉细无力。

● **治法** 温补肾阳，填充精血。此为扶阳以助阴之法，所谓"益火之源，以消阴翳"。

● **选方** 大防风汤加减。

● **组成** 党参、防风、白术、附子、当归、杜仲、黄芪、羌活、地黄、牛膝各10克，川芎5克，甘草、肉桂各3克。

● **用法** 水煎服。

● **加减** 阳虚阴寒者，加鹿角、细辛；体虚者，加河车大造丸。因病久损及气血者，则宜加气血双补之品，但慎防滋腻，以免阻碍脾胃气机。

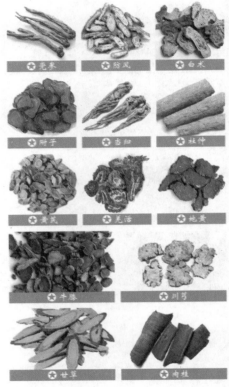

☀党参　☀防风　☀白术

☀附子　☀当归　☀杜仲

☀黄芪　☀羌活　☀地黄

☀牛膝　☀川芎

☀甘草　☀肉桂

### 🪷 肝肾阴虚

● **证候** 膝关节肿大，不红不热或微热，按之应指，关节活动痛甚，多为跛行，骨蒸潮热，五心烦热，午后两颧潮红，口干喜饮，盗汗，形体消瘦，溲赤便秘。

舌淡白或淡暗红，苔薄或少苔，脉细数或细无力。

● **治法** 甘寒养阴，滋补肝肾。此为育阴以涵阳法，所谓"壮水之主，以制阳光"。

● **选方** 以左归汤为主。

● **组成** 熟地黄、山药、山萸肉、枸杞子、菟丝子、怀牛膝、鹿角胶、龟甲各10克。

● **用法** 水煎服。

● **加减** 阴虚而内热盛者，则合秦艽鳖甲散或地骨皮汤加减治之，以滋阴补血、清热除烦。

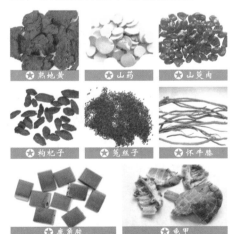

★熟地黄　★山药　★山萸肉

★枸杞子　★菟丝子　★怀牛膝

★鹿角胶　★龟甲

# 二、药酒疗法

芪斛酒（《药酒汇编》）

● **配方** 生黄芪240克，金钗石斛、薏苡仁各60克，牛膝15克，肉桂16克，白酒300毫升。

● **制法** 将上药（除白酒外）加水500毫升煎至200毫升，再加入白酒，煎数沸后，待温，去渣，备用。

● **用法** 口服。每日1剂，分3次服。药后拥被而卧。

● **功效主治** 益气养阴，散寒通络。用于鹤膝风。

● **按语** 药后盖被，任其汗出，切不可坐起张风，待汗出到脚底涌泉，始可去被。

消肥酒（《本草纲目》）

● **配方** 芒硝、五味子、砂糖各30克，肥皂角（去子）1个，生姜汁100毫升，酒醅糟120克，烧酒适量。

● **制法** 将芒硝、五味子、肥皂角（去子）研细末，与砂糖、姜汁、酒醅糟（或烧酒）研匀，备用。

● **用法** 外用。取此酒日日涂之，日涂擦数次。

● **功效主治** 温经，散结，通络。用于鹤膝风。

紫荆皮酒（《本草纲目》）

● **配方** 紫荆皮9克，白酒40毫升。

第四章 腿脚部疼痛特效疗法

● **制法** 将上药用白酒煎至酒液减半，去渣，待用。

● **用法** 口服。每日 1 剂，分 2 次服。

● **功效主治** 祛风通络。用于鹤膝风。

# 三、敷贴疗法

## 白芥葱姜方

● **组成** 白芥子 60 克，葱、生姜各 30 克。

● **用法** 白芥子微炒先捣烂，与葱、生姜共捣烂外包膝关节肿胀部位，连包 2 ~ 3 天。若患处起疱破皮，不必害怕。

● **功效主治** 温养散寒。用于膝关节关节腔积液。

## 豆腐渣热敷方

● **组成** 豆腐渣适量。

● **用法** 蒸熟，趁热贴敷患处，每日 1 换。

● **功效主治** 散寒通滞。用于

鹤膝风。

## 大戟甘遂方

● **组成** 大戟、甘遂各 100 克，大黄 15 克。

● **用法** 将前二味研为细末，蜂蜜调敷双膝，并盖上鲜菜叶以保持敷药湿润，每天 2 次。敷满 8 小时，肿痛减轻。3 天后在前二味药方余末中按 15% 的比例加入生大黄末，再敷加前法，一星期可肿消。

● **功效主治** 清热化湿。用于风湿热型鹤膝风。

## 二乌白芥方

● **组成** 制草乌、制川乌各 3 克，白芥子 6 克，鲜羊肉 90 克。

● **用法** 将上药共研细末，鲜羊肉去筋骨用棒槌砸成糊状，加入药粉调匀，制成软膏敷于患处，外用纱布包之，每隔 7 天换 1 次。

● **功效主治** 祛风除湿，温经止痛。用于鹤膝风。

# 第十节 踝关节扭伤

在外力作用下，关节骤然向一侧活动而超过其正常活动度时，引起关节周围软组织如关节囊、韧带、肌腱等发生撕裂伤，称为关节扭伤。轻者仅有部分韧带纤维撕裂，重者可使韧带完全断裂或韧带及关节囊附着处的骨质撕脱，甚至发生关节脱位。本病属于中医"伤筋"范畴。

中医认为，本病是由于外伤等因素使踝部的经脉受损，气血运行不畅，经络不通而致。

## 一、中医辨证治疗

### ❀ 初期（1～2周）

● **治法** 活血化瘀，消肿止痛。

● **选方** 活血止痛汤（《伤科大成》）加减。

● **组成** 当归15克，川芎、乳香、没药、红花、赤芍各10克，血竭3克（冲服），三七6克。

● **用法** 水煎服，每日1剂，每日2次；若黄酒煎服，则每两日1剂。

● **加减** 若肿胀严重，加泽兰、车前子各9克，木通10克，姜黄12克，以利水消肿；疼痛剧烈，加延胡索15克，木香3克，以行气止痛；红肿发热，加牡丹皮15克，栀子3克，黄柏9克，以清热凉血。

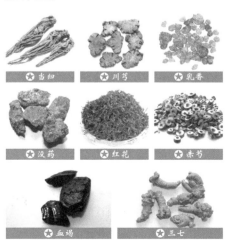

❀ 当归　❀ 川芎　❀ 乳香
❀ 没药　❀ 红花　❀ 赤芍
❀ 血竭　❀ 三七

## 中期（2～4周）

● **治法** 壮筋骨，和营血，祛瘀生新。

● **选方** 散瘀和伤汤（《医宗金鉴》）加减。

● **组成** 木鳖子、桃仁各6克，红花、骨碎补各10克，半夏、甘草各9克，独活12克。

● **用法** 每日1剂，每日2次；若黄酒煎服，则每两日1剂。

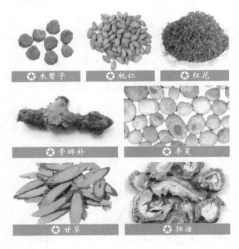

★ 木鳖子　★ 桃仁　★ 红花
★ 骨碎补　★ 半夏
★ 甘草　★ 独活

## 后期（4周以上）

● **治法** 舒经活络，温经止痛。

● **选方** 伤科舒筋汤（《中医伤科学》）加减。

● **组成** 地龙3克，乳香、没药、甘草、五加皮各10克，陈皮、羌活各12克，木瓜、桑寄生各9克，伸筋草15克。

● **用法** 水煎服，每日1剂，每日2次；若黄酒煎服，则每两日1剂。

● **加减** 感麻木者，加红花10克，当归15克，以活血通络；疼痛明显者，加延胡索9克，牛膝12克，乌药6克，枳壳10克，以行气止痛。

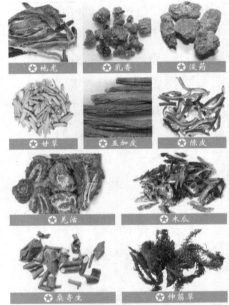

★ 地龙　★ 乳香　★ 没药
★ 甘草　★ 五加皮　★ 陈皮
★ 羌活　★ 木瓜
★ 桑寄生　★ 伸筋草

# 二、按摩疗法

## 点按风市

● **定位** 位于大腿外侧中线上，当臀下横纹与腘横纹之间中点处。

● **按摩** 用中指指腹垂直下压患侧风市1分钟，以有酸、胀、麻感为宜。

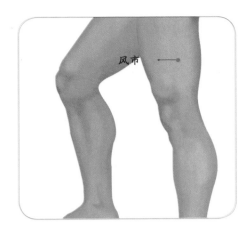

风市

### 🪷 点按足三里

● **定位** 位于小腿前外侧，当犊鼻下 3 寸，距胫骨前缘一横指（中指）。

● **按摩** 用拇指指腹点按患侧足三里 1 分钟，以有酸、胀、麻感为宜。

### 🪷 点按解溪

● **定位** 位于踝区，踝关节前面中央凹陷中，跗长伸肌腱与趾长伸肌腱之间。

● **按摩** 用拇指指腹点按患侧解溪 1 分钟，以有酸胀感为宜。

### 🪷 点按太冲

● **定位** 位于足背，第 1 跖骨、第 2 跖骨间，跖骨底结合部前方凹陷中。

● **按摩** 用拇指指腹点按患侧太冲 1 分钟，以有酸胀感为宜。

### 🪷 点按太溪

● **定位** 位于足内侧，内踝后方，当内踝尖与跟腱之间的凹陷处。

● **按摩** 用拇指指腹点按患侧太溪 1 分钟，以有酸、胀、麻感为宜。

### 🪷 点按昆仑

● **定位** 位于足部外踝后方，当外踝尖与跟腱之间的凹陷处。

● **按摩** 用拇指指腹点按患侧昆仑 1 分钟，以有酸胀感为宜。

### 🪷 点按丘墟

● **定位** 位于外踝的前下方，当趾长伸肌腱的外侧凹陷处。

● **按摩** 用拇指指腹点按患侧丘墟 1 分钟，以有酸胀感为宜。

### 🪷 点按悬钟

● **定位** 位于小腿外侧，腓骨前缘，当外踝尖上 3 寸。

● **按摩** 用拇指指腹点按患侧悬钟 1 分钟，以有酸胀感为宜。

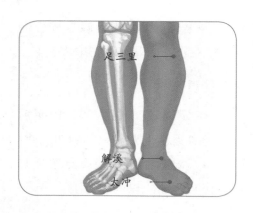

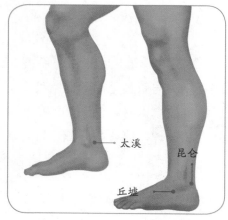

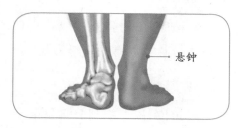

**专家指导**

按摩以上穴位，有活血化瘀、消肿止痛的作用，可辅助治疗踝关节扭伤。

# 三、艾灸疗法

### 灸申脉

● **定位** 位于足外侧部，外踝下缘与跟骨之间凹陷中。

● **艾灸** 用温和灸法灸申脉10～15分钟，灸至皮肤产生红晕为止。

### 灸丘墟

● **定位** 位于外踝的前下方，当趾长伸肌腱的外侧凹陷处。

● **艾灸** 用温和灸法灸丘墟10～15分钟，灸至皮肤产生红晕为止。

### 灸解溪

● **定位** 位于踝区，踝关节前面中央凹陷中，蹬长伸肌腱与趾长伸肌腱之间。

● **艾灸** 用温和灸法灸解溪10～15分钟，灸至皮肤产生红晕为止。

### 灸太溪

● **定位** 位于足内侧，内踝后方，当内踝尖与跟腱之间的凹陷处。

● **艾灸** 用温和灸法灸太溪10分钟，灸至皮肤产生红晕为止，每日灸1次。

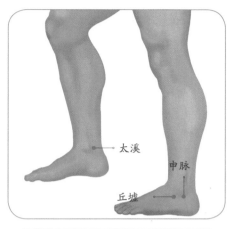

太溪

申脉

丘墟

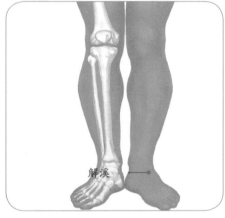

解溪

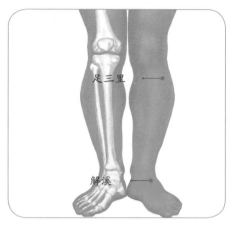

足三里

解溪

鼻下 3 寸，距胫骨前缘一横指（中指）。

● **拔罐** 用火罐或气罐吸拔在足三里上，留罐 15 分钟。

---

**专家指导**

艾灸以上穴位，有活血化瘀、舒筋活络、消肿止痛的作用，可辅助治疗踝关节扭伤。

## 四、拔罐疗法

### 拔罐足三里

● **定位** 位于小腿前外侧，当犊

### 拔罐悬钟

● **定位** 位于小腿外侧，当外踝尖上 3 寸，腓骨前缘。

● **拔罐** 用火罐或气罐吸拔在悬钟上，留罐 15 分钟。

### 拔罐解溪

● **定位** 位于踝区，踝关节前面中央凹陷中，踇长伸肌腱与趾长伸肌腱之间。

● **拔罐** 用火罐或气罐吸拔在解溪上，留罐 15 分钟。

### 拔罐太溪

● **定位** 位于足内侧，内踝后

方，当内踝尖与跟腱之间的凹陷处。

● **拔罐** 用火罐或气罐吸拔在太溪上，留罐 15 分钟。

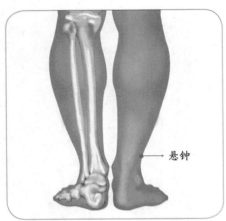

悬钟

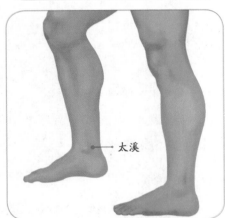

太溪

**专家指导**

拔罐以上穴位，有活血化瘀、行气通络的作用，可辅助治疗踝关节扭伤。

# 五、刮痧疗法

## 刮拭足三里

● **定位** 位于小腿前外侧，当犊鼻下 3 寸，距胫骨前缘一横指（中指）。

● **刮痧** 用刮痧板角部刮拭足三里 30 ～ 60 次，至出痧，以患者可承受为度。

## 刮拭解溪

● **定位** 位于踝区，踝关节前面中央凹陷中，踇长伸肌腱与趾长伸肌腱之间。

● **刮痧** 用刮痧板角部刮拭解溪 30 ～ 60 次，至出痧，以患者可承受为度。

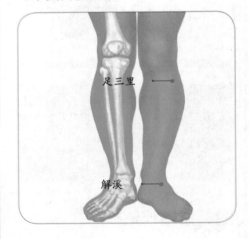

足三里

解溪

## 刮拭丘墟

● **定位** 位于外踝的前下方，

当趾长伸肌腱的外侧凹陷处。

● **刮痧** 用刮痧板角部刮拭丘墟 30 ~ 60 次，至出痧，以患者可承受为度。

### 刮拭昆仑

● **定位** 位于足部外踝后方，当外踝尖与跟腱之间的凹陷处。

● **刮痧** 用刮痧板角部刮拭昆仑 30 ~ 60 次，至出痧，以患者可承受为度。

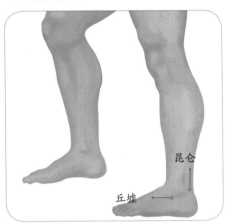

昆仑

丘墟

**专家指导**

*初次治疗时间宜长，但手法不宜太重。再次治疗时间间隔 3 ~ 5 天，直到患处无痧斑、痧块，病症自然痊愈为止。通常连续 2 ~ 3 次为 1 个疗程，间隔 5 天再行下个疗程。*

# 六、敷贴疗法

### 方一

● **组成** 伸筋草、透骨草、苏木、大黄各 15 克，姜黄 12 克，乳香、没药各 10 克。

● **用法** 将上药研为细末，用适量黄酒将其调成糊状并蒸熟，待温度适中时外敷患处。

● **功效主治** 活血化瘀，消肿止痛。适用于踝关节扭伤初期。

### 方二

● **组成** 五加皮、鸡血藤各 20 克，红花 6 克，香附 12 克，泽兰叶、当归各 15 克，自然铜 10 克。

● **用法** 将上药研为细末，用适量黄酒将其调成糊状并蒸熟，待温度适中时外敷患处。

● **功效主治** 壮筋骨，和营血，祛瘀生新。适用于踝关节扭伤中期。

### 方三

● **组成** 制川乌、制草乌各 6 克，川芎、威灵仙、青皮各 15 克，透骨草、五加皮各 20 克，红花 10 克，羌活 12 克。

● **用法** 将上药研为细末，用适量黄酒将其调成糊状并蒸熟，待温度适中时外敷患处。

● **功效主治** 舒经活络，温经止痛。适用于踝关节扭伤后期。

### ☙ 方四

● **组成** 鲜土牛膝适量。

● **用法** 将鲜土牛膝捣烂涂敷患处，加少许食盐和匀，外用绷带固定，每日1次。

● **主治** 踝关节扭伤，局部肿痛，行走困难。

# 七、药膳食疗

### ☙ 桃仁粥

桃仁15克，红糖、粳米适量。将桃仁捣烂，水浸后研汁去渣，加入红糖、粳米，加水400毫升，一起熟烂成粥即可。每天吃2次，连续吃7～10天。

本品具有活血化瘀、消肿止痛的作用，适用于踝关节扭伤早期（1～2周）。

### ☙ 当归排骨汤

当归10克，骨碎补15克，续断10克，新鲜猪排骨或牛排骨250克。加水炖煮1小时以上，连汤带肉一起服用，每天1次，连吃1～2周。

本品有助于祛瘀续筋，适用于踝关节扭伤中期（2～4周）。

### ☙ 田七鸡

田七10克，鸡肉250克、精盐适量。田七（打碎），与鸡肉一起加水适量，隔水蒸炖2小时，加盐少许即可。每日1剂，分2次服用，饮汤食肉。

本品具有活血化瘀的作用，适用于踝关节扭伤中期（2～4周）。

### ☙ 当归生姜羊肉汤

当归20克，生姜12克，羊肉300克。加水1500毫升，一起放入锅中煮烂至熟即可。食肉喝汤，每天1次。

本品具有养血活血、温经散寒、止痛的作用，适用于骨折后期及年老体虚患者。

# 第十一节 足跟痛

足跟痛又称脚跟痛，是指足跟一侧或两侧疼痛，不红不肿，行走不便，是由于足跟的骨质、关节、滑囊、筋膜等处病变引起的疾病。足跟痛多见于中老年人，轻者走路、久站才出现疼痛，重者足跟肿胀，不能站立和行走，平卧时亦有持续酸胀或刺样、灼热样疼痛，疼痛甚至牵涉及小腿后侧。病因与骨质增生、跗骨窦内软组织劳损，跟骨静脉压增高等因素有关。对骨质增生者，治疗虽不能消除骨刺，但可通过治疗消除骨刺周围软组织的无菌性炎症。中医认为，足跟痛多为肝肾阴虚、痰湿、血热等因所致。肝主筋、肾主骨，肝肾亏虚，筋骨失养，复感风寒湿邪或慢性劳损便导致经络瘀滞，气血运行受阻，使筋骨肌肉失养而发病。

## 一、足的结构

足弓由内侧纵弓、外侧纵弓、横弓3个足弓组成，它们各自对人体起着不同的作用。

人体足部主要有3个支撑点，它们各自承受着人体不等的重量。

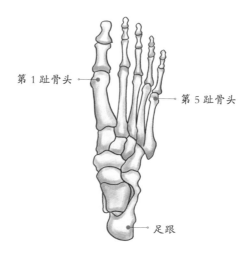

第1趾骨头

第5趾骨头

足跟

## 二、中医辨证治疗

### ✿ 气滞血瘀

● **证候** 各种原因导致局部血行缓慢、瘀血阻滞，脉络被阻，则气血运行不畅而痛，且痛有定处，疼痛拒按，行走受限。舌暗或有瘀点，脉弦涩。

● **治法** 养血温经，散瘀止痛。

● **选方** 验方（《自我调养巧治病》）。

● **组成** 三七12克，当归尾（酒制）、川芎、续断、骨碎补、乳香、没药、红花各60克，血竭、生硼砂各30克，朱砂、琥珀各15克，冰片6克。

● **用法** 共为细末，每次3～5克，每日2次。

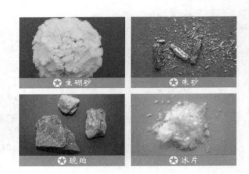

★ 生硼砂　　★ 朱砂
★ 琥珀　　★ 冰片

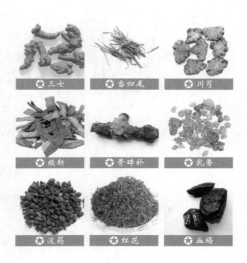

★ 三七　　★ 当归尾　　★ 川芎
★ 续断　　★ 骨碎补　　★ 乳香
★ 没药　　★ 红花　　★ 血竭

### ✿ 肝肾亏虚

● **证候** 年老之体，肝肾不足，精血亏虚，经脉失充，则筋失所养，骨失所主，骨痿筋弛，故站立或行走时跟部酸痛、隐痛、乏力，疼痛喜按，触之痛减。舌淡，舌边有瘀点，苔薄白，脉沉细涩。

● **治法** 滋补肝肾。

● **选方** 金匮肾气丸（《金匮要略》）。

● **组成** 熟地黄240克，山茱萸、山药各120克，泽泻、茯苓、牡丹皮各90克，桂枝、附子各30克。

● **用法** 上药研末，炼蜜为丸，每次6～9克，每日1～2次，开水或淡盐汤送下；或作汤剂，用量按原方比例酌定。

● **加减** 可加紫河车、鹿角胶、龟甲胶等血肉有情之品，填精补髓。

● **备注** 也可用知柏地黄丸滋

养肝肾。

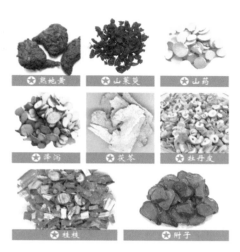

★熟地黄　　★山茱萸　　★山药

★泽泻　　★茯苓　　★牡丹皮

★桂枝　　★附子

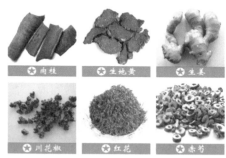

★肉桂　　★生地黄　　★生姜

★川花椒　　★红花　　★赤芍

## 三、按摩疗法

### ❀ 揉按太溪

● **定位** 位于足内侧，内踝后方，当内踝尖与跟腱之间的凹陷处。

● **按摩** 用拇指指腹揉按太溪3～5分钟，力度由轻渐重。

### ❀ 按揉昆仑

● **定位** 位于足部外踝后方，当外踝尖与跟腱之间的凹陷处。

● **按摩** 用拇指指腹揉按昆仑3～5分钟，以局部酸痛为度。

### ❀ 按揉申脉

● **定位** 位于足外侧部，外踝下缘与跟骨之间凹陷中。

● **按摩** 用拇指指腹按揉申脉3～5分钟，以局部酸痛为度。

### ❀ 按压涌泉

● **定位** 位于足前部凹陷处第

### ❀ 寒凝血瘀

● **证候** 气血运行缓慢，复感寒邪，寒主凝滞、收引，致使经络被阻、气血凝滞不通而痛，疼痛拒按，喜热怕凉。舌淡胖，苔白腻，脉弦滑。

● **治法** 温经逐寒，活血通络。

● **选方** 花椒煎(《外治汇要》)。

● **组成** 肉桂、生地黄、生姜、川花椒各30克，红花、赤芍各10克。

● **用法** 上药加水3000毫升，煎沸后约10分钟倒入干净盆内，以患者能耐受的温度直接浸泡洗擦患处，每日1～2次。每剂药可用2天。

2 趾、第 3 趾趾缝纹头端与足跟连线的前 1/3 处。

● **按摩** 用双手拇指指腹按压涌泉 100 次，以感到酸胀为宜。

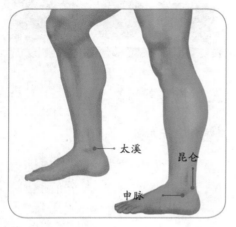

太溪

昆仑

申脉

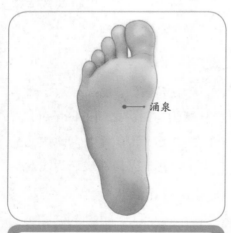

涌泉

**专家指导**

按摩以上穴位，有舒筋活络、强健腰膝的作用，长期坚持可缓解足跟痛。

# 四、艾灸疗法

### 灸申脉

● **定位** 位于足外侧部，外踝下缘与跟骨之间凹陷中。

● **艾灸** 用温和灸法灸申脉 10 ~ 15 分钟，灸至皮肤产生红晕为止。

### 灸照海

● **定位** 位于足内侧，内踝尖下 1 寸，内踝下缘边际凹陷中。

● **艾灸** 艾条回旋灸灸照海 5 ~ 10 分钟，灸至皮肤产生红晕为止。

### 灸昆仑

● **定位** 位于足部外踝后方，当外踝尖与跟腱之间的凹陷处。

● **艾灸** 用温和灸法灸昆仑 10 分钟，灸至皮肤产生红晕为止。

### 灸涌泉

● **定位** 位于足前部凹陷处第 2 趾、第 3 趾趾缝纹头端与足跟连线的前 1/3 处。

● **艾灸** 用温和灸法灸涌泉 10 分钟，灸至皮肤产生红晕为止。

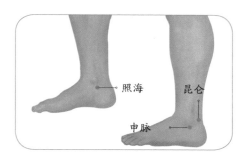

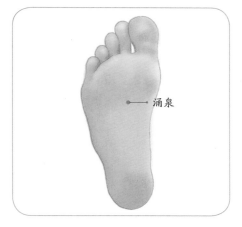

# 五、刮痧疗法

### 刮拭太溪

● **定位** 位于足内侧，内踝后方，当内踝尖与跟腱之间的凹陷处。

● **刮痧** 用刮痧板角部刮拭太溪30次，力度适中，以出痧为度。

### 刮拭申脉

● **定位** 位于足外侧部，外踝下缘与跟骨之间凹陷中。

● **刮痧** 用刮痧板角部刮拭申脉30次，力度适中，以出痧为度。

### 刮拭涌泉

● **定位** 位于足前部凹陷处第2趾、第3趾趾缝纹头端与足跟连线的前1/3处。

● **刮痧** 用刮痧板角部刮拭涌泉50次，以脚底发热为度。

### 刮拭昆仑

● **定位** 位于足部外踝后方，当外踝尖与跟腱之间的凹陷处。

● **刮痧** 用刮痧板角部刮拭昆仑30次，力度适中，以皮肤发红为度。

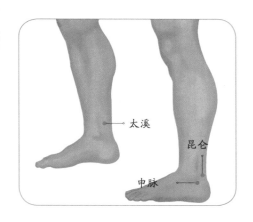

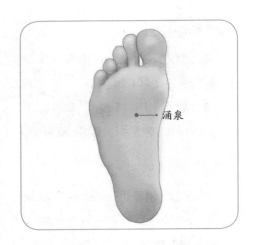

涌泉

**专家指导**

刮拭以上穴位，有疏经通络、清热利湿的作用，缓解足跟痛、脚踝疼痛等病症。

# 六、敷贴疗法

## 方一

- **组成** 川芎10克。
- **用法** 将川芎研成细末，在细布上铺匀包好，放于袜内，让其接触足跟即可，连用30日。
- **功效主治** 活血散寒止痛。适用于腰痛和足跟痛。

## 方二

- **组成** 仙人掌适量。
- **用法** 取2年以上生长健壮的仙人掌。将仙人掌上的刺去掉，

然后切碎捣烂为泥，敷于足跟痛处，每日更换1次，连续敷用5～6日可愈。

- **功效主治** 清热解毒，祛寒散瘀。适用于足跟痛。

## 方三

- **组成** 川芎30克，川乌10克，全蝎、蜈蚣各5克，麝香2克。
- **用法** 将上药共研细末，用少量食醋调和成稠糊，按足跟面积大小，将药膏涂在白布上，用胶布或绷带将其固定在患处，隔2日换药1次。
- **功效主治** 活血散寒止痛。适用于足跟痛。

## 方四

- **组成** 川芎、威灵仙各45克。
- **用法** 将川芎、威灵仙研成细末，分装在薄布袋里，每袋装药末30克，将药袋放入鞋里，直接与痛处接触，每次用药1袋，每日换药1次，3个药袋交替使用，换下的药袋晒干后仍可用。
- **功效主治** 祛风除湿，散寒止痛。适用于腰痛和足跟痛。
- **备注** 一般用药1日后疼痛减轻，20日后疼痛消失。

# 七、药膳食疗

## 🪷 羊蹄面

山羊蹄 5 对，生姜汁 30 克，面丝 100 克，姜汁、葱花、米醋、料酒、精盐各适量。羊蹄洗净，加水煮烂，切成块，与面丝同入锅内，加水煮至面丝将熟时，入调味品，续煮至熟即成。空腹顿服。

**本品有健脾、强筋骨的功效，适用于足跟痛。**

## 🪷 猪蹄伸筋汤

猪蹄 2 只，伸筋草 60 克，盐适量。将猪蹄洗净，剁成小块。将伸筋草用纱布包上放入砂锅中，加水同炖至猪蹄烂熟后，拿出药包，加盐调味，再煮沸即可。饮汤食猪蹄，每周 2 剂。

**本品有补肝肾、祛风湿、强筋骨的功效，适用于足跟痛。**

## 🪷 二甲炖白鸽

炙龟甲、炙鳖甲各 30 克，白鸽 1 只，牛膝 20 克，调料适量。将炙龟甲、炙鳖甲放入锅内，加清水适量煮沸后，再煮 30 分钟左右，放入牛膝又煮 30 分钟，去渣取汁；将白鸽去毛、杂，洗净，同药汁共煮，待熟后，加食盐、味精、猪脂、葱花、姜末等调味，再煮一二沸即成，每周 2 ~ 3 剂。

**本品有补肝益肾、活血通络的功效，适用于足跟痛。**

## 🪷 韭菜淡菜蒸排骨

韭菜 50 克，淡菜 60 克，猪排骨 100 克，白酒及调料各适量。将韭菜洗净，切段；淡菜用白酒浸泡涨发，洗净；猪排骨洗净，剁块。三者同放碗中，加料酒、葱、姜、椒、盐、味精及米粉适量，拌匀，蒸熟服食，每周 2 ~ 3 剂。

**本品有养肝益肾的功效，适用于足跟痛。**

## 🪷 阿胶瘦肉汤

猪肉 100 克，阿胶 5 克，食盐适量。将猪肉洗净切丝，勾芡。锅中放清水适量煮沸后，下猪肉丝、食盐，炖至猪肉丝熟后，放入捣碎的阿胶，煮开，烊化服食，每周 2 ~ 3 剂。

**本品有健脾开胃、益气养血的功效，适用于足跟痛。**

# 第十二节 类风湿性关节炎

类风湿性关节炎是最常见的炎性关节病，是一种以对称性多关节炎为主要表现的异质性、慢性、全身性、自身免疫性疾病，以侵犯四肢可动关节为主。其典型表现是晨僵。其基本病理改变为滑膜炎和血管炎。关节滑膜异常增生形成绒毛状突入关节腔，侵蚀关节软骨、软骨下骨、韧带、肌腱等组织，破坏关节软骨、骨和关节囊，最终导致关节畸形和功能丧失，是使患者丧失劳动能力和致残的主要原因之一。

中医学虽无类风湿性关节炎的病名，但根据其临床表现可归属于"痹证""历节风"等。历代医家对痹证论述非常详尽，结合临床实践治疗经验，认为类风湿是以正气内虚、元气不足（禀赋不足，肝肾亏损，气血亏虚）为致病基础，复因起居失常，劳累过度，产后体虚等因素，导致卫阳不固，腠理疏松，寒湿邪乘虚而入，搏结于筋骨、经络、关节、肌肉，痹阻不通，不通则痛，乃成痹证。类风湿性关节炎患者除有关节肿胀重着、疼痛、皮下结节、畸形等局部表现外，还有乏力、面色苍白、食欲减退、形体消瘦、低热等全身症状。本病系全身属虚（气虚、血虚、阳虚），局部属实（寒凝、血瘀、痰阻），本虚标实的疾病，所以益气温阳、养血通络、补益肝肾以扶正，活血化痰以祛邪是本病的基本治疗原则。

# 一、中医辨证治疗

## 🪷 风寒痹阻

● **证候** 肢体关节冷痛，游走不定，遇寒则痛剧，得热则痛减，局部皮色不红，触之不热，关节屈伸不利，恶风畏寒。舌淡红，苔薄白，脉弦缓或弦紧或浮。

● **治法** 祛风散寒，温经通络。

● **选方** 防风汤（《宣明论》）加减。

● **组成** 防风、甘草、当归、茯苓、杏仁、桂枝各 30 克，黄芩、秦艽、葛根各 9 克，麻黄 15 克。

● **用法** 上药研末。每用 15 克，加大枣 3 枚，生姜 5 片，水冲服。也可改用饮片作汤剂水煎服，各药用量适量。

● **加减** 见周身治疗游走性疼痛，加威灵仙、防己、络石藤、桑枝；发于上肢，加羌活、姜黄；发于下肢，加独活、牛膝；恶寒发热、身有汗出，去麻黄，加芍药。

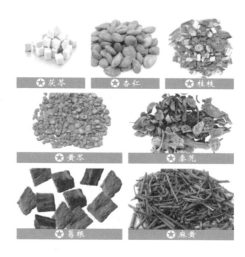

## 🪷 风湿痹阻

● **证候** 肢体关节肌肉疼痛、重着、游走不定，或有肿胀，恶风，汗出，头痛，发热，肢体沉重，小便不利。舌淡红，苔薄白或腻，脉浮缓或濡缓。

● **治法** 祛风除湿，通络止痛。

● **选方** 蠲痹汤（《百一选方》）加减。

● **组成** 羌活、姜黄、当归、黄芪（蜜炙）、芍药、防风各 9 克，甘草（炙）3 克。

● **用法** 加生姜 3 片，水煎服。

● **加减** 偏湿胜者，可加防己、薏苡仁、苍术；兼寒者，加制附子；痛在上肢者，可加桑枝、桂枝；痛在下肢者，可加牛膝、续断。

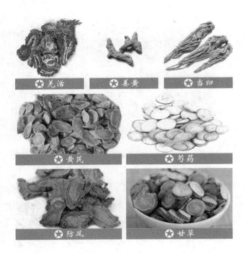

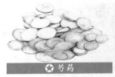
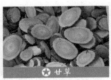

## 🪷 寒湿痹阻

● **证候** 关节肿胀疼痛，痛有定处，晨僵，屈伸不利，遇寒则痛剧，局部畏寒怕冷。舌苔薄白，脉浮紧或沉紧。

● **治法** 疏风散寒，祛湿通络。

● **选方** 乌头汤(《金匮要略》)加减。

● **组成** 川乌5克，麻黄6克，黄芪15克，芍药、甘草各10克。

● **用法** 水煎取药汁。每日1剂，分3次服用。

● **加减** 病在上肢者，可加桑枝、桂枝；病在下肢者，可加独活、牛膝。

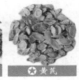

## 🪷 风湿热郁

● **证候** 关节红肿疼痛如燎，晨僵，活动受限，兼有恶风发热，有汗不解，心烦口渴，便干尿赤。舌红，苔黄或燥，脉滑数。

● **治法** 疏风清热，除湿通络。

● **选方** 宣痹汤(《温病条辨》)加减。

● **组成** 防己、杏仁、薏苡仁、滑石各15克，连翘、栀子、半夏(醋炒)、晚蚕沙各9克，赤小豆9~15克。

● **用法** 水煎服。每日1剂，日2次。

● **加减** 热盛者可加石膏、知母；湿重者，可加苍术、萆薢；风盛者，可加羌活、防风、秦艽。

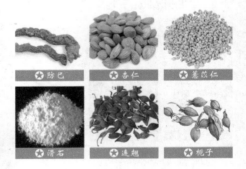

★ 半夏

★ 晚蚕沙

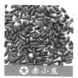
★ 赤小豆

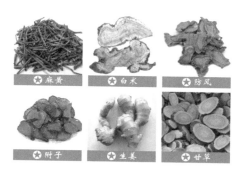
★ 麻黄　　★ 白术　　★ 防风
★ 附子　　★ 生姜　　★ 甘草

## 🪷 寒热错杂

● **证候** 肢体肌肉关节红肿热痛，局部畏寒，或自觉发热而触之不热；或肢体关节屈伸不利，得温则舒，甚则关节僵硬、变形、发热恶寒、咽痛明显、小便黄，大便干。舌红苔白或舌淡苔黄，脉弦数或弦紧。

● **治法** 温经散寒，清热除湿。

● **选方** 桂枝芍药知母汤（《金匮要略》）加减。

● **组成** 桂枝、芍药、知母、麻黄、白术、防风、附子各9克，生姜3克，甘草6克。

● **用法** 水煎服。每日1剂，每日2次。方中附子先煎30分钟。

● **加减** 热重者，可加生石膏、黄芩、忍冬藤，以清热；寒盛者，可加羌活、川芎、细辛，以温经通络；关节疼痛明显者，可加用全蝎、蜈蚣等虫类药，以通络止痛。

★ 桂枝

★ 芍药

★ 知母

## 🪷 热毒痹阻

● **证候** 关节红肿疼痛明显，得冷则舒，壮热烦渴，面赤咽红，溲赤便秘。舌红或红绛，苔黄或黄腻，脉滑数或弦数。

● **治法** 清热解毒，凉血通络。

● **选方** 清瘟败毒饮（《疫疹一得》）加减。

● **组成** 生石膏15～60克，生地黄9～30克，水牛角、黄连各3～9克，栀子、黄芩、知母、芍药、玄参、连翘、牡丹皮各9克，桔梗、甘草、鲜竹叶各6克。

● **用法** 水煎服。

● **加减** 高热不退可加羚羊角清热；大便不通可加大黄以通腑泄热；关节红肿明显可加用忍冬藤、桑枝、板蓝根等，以清热解毒通络。

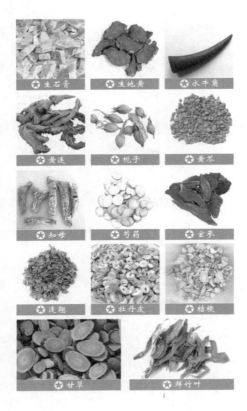

★生石膏　★生地黄　★水牛角
★黄连　★栀子　★黄芩
★知母　★芍药　★玄参
★连翘　★牡丹皮　★桔梗
★甘草　★鲜竹叶

## 二、按摩疗法

### 点揉血海

● **定位** 位于股前区，髌底内侧端上2寸，内侧肌隆起处。

● **按摩** 用拇指点揉血海2～3分钟，力量适中。

### 按压膝眼

● **定位** 位于膝关节伸侧面，髌韧带两侧之凹陷中，左右共计4穴。

● **按摩** 用双手拇指、食指按压膝眼2～3分钟，力度以稍感酸胀为宜。

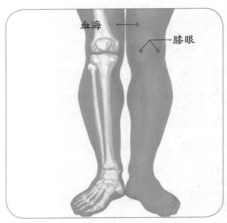

血海　膝眼

### 按压委中

● **定位** 位于腘横纹中点，当股二头肌腱与半腱肌腱的中间。

● **按摩** 用两手拇指指端按压两侧委中2～3分钟，力度以稍感酸痛为宜。

### 按压阳陵泉

● **定位** 位于小腿外侧，腓骨头前下方凹陷中。

● **按摩** 用拇指指腹按压阳陵泉2～3分钟，力度适中。

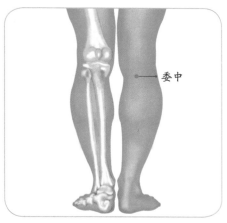

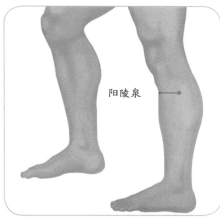

## 三、艾灸疗法

### 灸阿是穴

● **定位** 位于关节疼痛处或敏感反应点。

● **艾灸** 用温和灸法灸阿是穴15～20分钟，灸至皮肤产生红晕为止。

### 灸大杼

● **定位** 位于背部，当第1胸椎棘突下，后正中线旁开1.5寸。

● **艾灸** 用温和灸法灸大杼15～20分钟，灸至皮肤产生红晕为止。

### 灸曲池

● **定位** 位于肘区，在尺泽与肱骨外上髁连线中点的凹陷处。

● **艾灸** 用温和灸法灸曲池15～20分钟，灸至皮肤产生红晕为止。

### 灸血海

● **定位** 位于股前区，髌底内侧端上2寸，股内侧肌隆起处。

● **艾灸** 用温和灸法灸血海15～20分钟，灸至皮肤红润为止。

### 专家指导

按摩以上穴位适合膝关节痛。踝关节痛，按压解溪、照海；股腿疼痛，按压悬钟、承山。平时可在好发处揉按、拍打、摩擦5分钟左右，每天2次，长期坚持能收到良好效果。

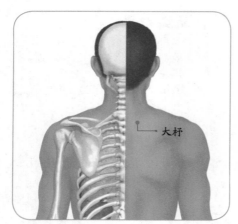

大杼

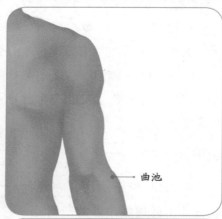

曲池

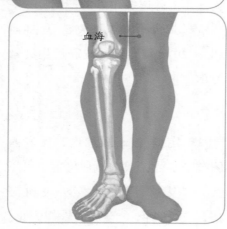

血海

肩关节痛加肩髎，肘关节痛加少海、手三里，腕关节痛加外关、阳池、合谷，髋关节痛加环跳、风市。每日1次，10次为1个疗程。

## 四、拔罐疗法

### ❀ 拔罐膈俞

● **定位** 位于背部，当第7胸椎棘突下，后正中线旁开1.5寸。

● **拔罐** 用火罐或气罐吸拔在膈俞上，以局部皮肤泛红、充血为度。

### ❀ 拔罐血海

● **定位** 位于股前区，髌底内侧端上2寸，股内侧肌隆起处。

● **拔罐** 用火罐或气罐吸拔在血海上，以局部皮肤泛红、充血为度。

### ❀ 拔罐肩髃

● **定位** 位于三角肌区，肩峰外侧缘前端与肱骨大结节两骨间凹陷中。

● **拔罐** 用火罐或气罐吸拔在肩髃上，以局部皮肤泛红、充血为度。

### 🪷 拔罐臂臑

● **定位** 位于臂部，曲池上 7 寸，三角肌前缘处。

● **拔罐** 用火罐或气罐吸拔在臂臑上，以局部皮肤泛红、充血为度。

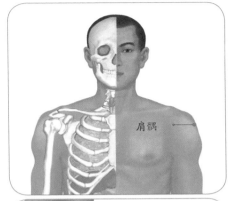

肩髃

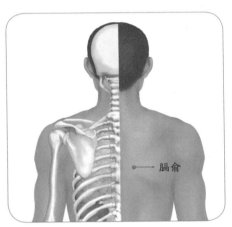

膈俞

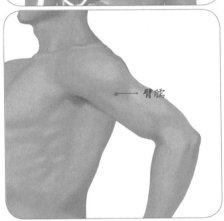

臂臑

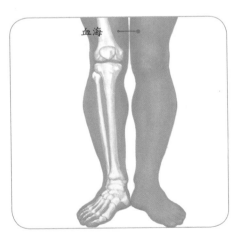

血海

### 专家指导

以上穴位拔罐适合于发病于肩关节的风证患者，各穴拔罐后留罐 10 分钟，每日 1 次，5 次为 1 个疗程。寒证选关元、肾俞为主穴；湿证选足三里、三阴交为主穴；热证选大椎、曲池为主穴。发病于肩关节配肩髃、臂臑；发病于肘关节配曲池、手三里、尺泽；发病于髋关节配环跳、悬钟。

## 五、敷贴疗法

可选伤湿止痛膏、关节镇痛膏、麝香壮骨膏等贴敷患处。

### 茴香盐熨方

● **组成** 食盐 500 克，小茴香 120 克。

● **用法** 炒热，布包熨患处。

● **主治** 适用于关节冷痛。

### 二乌敷方

● **组成** 川乌、草乌、生南星、附子各 30 克，炮姜、赤芍各 90 克，肉桂、白芷各 15 克，细辛 6 克。

● **用法** 把上药共研细末装瓶备用。用时根据病变部位适量取药，加 50 毫升酒精调成糊状，敷患部，厚 0.5 ~ 1 厘米，用塑料膜裹好，外层用绷带包扎。

● **主治** 适用于湿痹急性发作。热痹者禁用。

### 寒痹敷方

● **组成** 生半夏、生南星、生川乌、生草乌各 15 克，肉桂、樟脑各 10 克。

● **用法** 上药共研细末，用 50% 的酒精调成糊状，敷于患处。待患处发热后即可去药，间断敷贴，每日 3 ~ 4 次，每次 30 ~ 60 分钟。

● **主治** 适用于寒痹。

### 三生桃红敷方

● **组成** 生半夏 30 克，生栀子仁 50 克，红花 10 克，生大黄、桃仁各 15 克。

● **用法** 上药共研细末，用醋调成糊状，敷于患处，用塑料膜裹好，外层用绷带包扎。

● **主治** 适用于关节红、肿、热、痛。

## 六、药膳食疗

### 鹿角胶牛奶

鹿角胶 8 克，牛奶 200 毫升，蜂蜜适量。牛奶煮沸，加入鹿角胶、蜂蜜，调匀即成。睡前饮用。

**本品有补肾强腰的作用，适用于类风湿性关节炎、骨质增生症、肾虚腰痛等病症。**

### 椒附炖猪肚

附子、川椒各 2 克，猪肚 150 克，粳米 30 克，葱适量。前二味研末；猪肚洗净，装入药末、粳米及葱，扎口，入锅加水以文火炖煮至猪肚烂熟。佐餐食用。

本品有温经、散寒、止痛的作用。适用于类风湿性关节炎、手足屈伸不便等病症。

### ❀ 椒根煲蛇肉

胡椒根 40 ~ 60 克，蛇肉 250克。上二味共加水煲汤。服食蛇肉，喝汤。

本品有活血行气、舒筋活络、祛寒除痹的作用，适用于类风湿性关节炎。

### ❀ 薏苡仁煲蛇肉

黄芪 25 克，当归 15 克，大枣（去核）6 枚，薏苡仁 50 克，蛇肉 200 克，精盐等调料适量。蛇肉洗净，切成小块，与前四味共入砂锅中，加清水适量，用武火煮沸，改用文火煲 2 小时，入调料即成。饮汤吃蛇肉，每日 1 剂。

本品有补气益血、祛湿除痹的作用，适用于类风湿性关节炎，症见关节疼痛、活动不便等。

### ❀ 蝮蛇粳米粥

蝮蛇肉 50 克，粳米 100 克，生姜 10 克，盐 5 克。蝮蛇肉洗净切丝，生姜洗净去皮切丝，粳米洗净；锅加水烧开，用文火煮熟至黏稠，加入蝮蛇肉、姜丝煮至蝮蛇肉熟烂即可。

本品有祛风止痛的作用，适用于类风湿性关节炎。

# 第十三节 风湿性关节炎

风湿性关节炎是一种常见的急性或慢性结缔组织炎症。通常所说的风湿性关节炎临床以关节和肌肉游走性酸楚、红肿、疼痛为特征。中医认为本病属于"痹证""历节风""痛风"等范畴，由年老体弱、气血不足、筋脉失养、腠理空虚所致。其病因一般认为与溶血性链球菌感染、病毒感染、寒冷、潮湿等密切相关。临床上患者发病时全身疲乏、食欲减退、发热，皮下有小结、环形红斑等，还有游走性多关节炎，累及髋、膝、踝、肩、肘等大关节，关节局部呈红、肿、热、痛，但不化脓。

本病常反复发作，易侵犯心脏，故应及早治疗，以免遗留风湿性心瓣膜病。

## 一、中医辨证治疗

风湿性关节炎的治疗原则是祛风散寒，化寒温通。

### 湿痹型

● **证候** 湿邪内侵影响关节，关节拘挛，屈伸不利，活动不便，肢体沉重。舌苔黄腻，脉濡数。

● **治法** 温阳散寒，化湿利痹。

● **选方** 附子汤（《伤寒论》）加减。

● **组成** 附子、茯苓、芍药各9克，人参6克，白术12克。

● **用法** 水煎服。每日1剂，每日2次。方中附子先煎30分钟。

● **加减** 可酌加羌活、独活、威灵仙、豨莶草等祛风湿药；如寒湿较甚，加桂枝、制川乌、制草乌；痹痛日久，血行留滞，加乳香、没药；痰湿入络，加天南星、白附子。

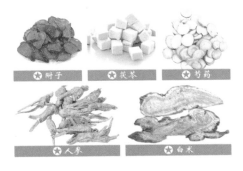

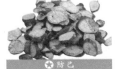

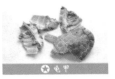

☀附子　☀茯苓　☀芍药

☀防己　☀龟甲

☀人参　☀白术

## 🪷 热痹型

● **证候** 关节红肿灼热，疼痛拒按，伴有发热、出汗、口渴、尿短赤等。舌红，苔黄，脉滑数。

● **治法** 祛湿热，止痹痛。

● **选方** 加味三妙丸（《医学正传》）。

● **组成** 苍术120克（米泔浸），黄柏60克（酒浸、晒干），川牛膝（去芦）、当归（酒洗）、萆薢、防己、龟甲（酥炙）各30克。

● **用法** 上药共研为细面，酒煮面糊为丸，如梧桐子大，每次10丸，空腹姜、盐汤下，每日2~3次。

## 🪷 寒痹型

● **证候** 喜热怕凉，局部拘挛，痛如锥刺，痛处不移。舌淡暗，苔薄白或白腻，脉浮弦紧。

● **治法** 祛风除湿，散寒通络。

● **选方** 薏苡仁汤（《类证治裁》）加减。

● **组成** 薏苡仁15克，白术（或苍术）、防风各6克，麻黄、桂枝、羌活、独活、川乌、草乌、川芎各4.5克，当归9克，生姜3片。（原书未著用量，今据《中医方剂手册》辑入）

● **用法** 水煎服。每日1剂，每日2次。

● **加减** 湿气偏甚，加防己、萆薢，以加强祛湿利痹之功效。

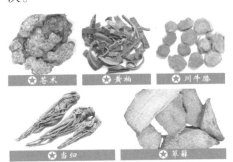

☀苍术　☀黄柏　☀川牛膝

☀当归　☀萆薢

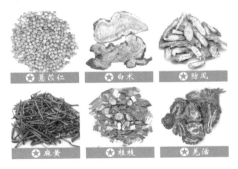

☀薏苡仁　☀白术　☀防风

☀麻黄　☀桂枝　☀羌活

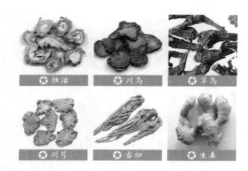

★独活　★川乌　★草乌
★川芎　★当归　★生姜

# 二、艾灸疗法

## ❀ 灸大椎

● **定位** 位于颈部下端，背部正中线上，第7颈椎棘突下凹陷中。

● **艾灸** 用温和灸法灸大椎15 ～ 20分钟，灸至皮肤产生红晕为止。

## ❀ 灸足三里

● **定位** 位于小腿前外侧，当犊鼻下3寸，距胫骨前缘一横指（中指）。

● **艾灸** 用温和灸法灸足三里15 ～ 20分钟，灸至皮肤产生红晕为止。

## ❀ 灸阴陵泉

● **定位** 位于小腿内侧，当胫骨内侧踝后下方凹陷处。

● **艾灸** 用温和灸法灸阴陵泉

15 ～ 20分钟，灸至皮肤产生红晕为止。

## ❀ 灸阿是穴

● **定位** 位于病痛局部或敏感反应点。

● **艾灸** 用温和灸法灸阿是穴15 ～ 20分钟，灸至皮肤产生红晕为止。

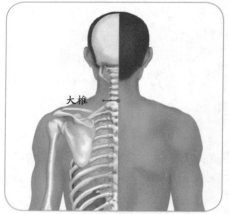

大椎

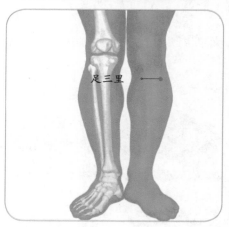

足三里

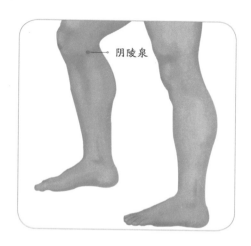

阴陵泉

急性关节肿痛。

## 🪷 方二

● **组成** 葶苈子、白芥子各30克，牛油100克，米醋30毫升，轻粉3克，黄蜡适量。

● **用法** 将牛油与米醋倒入铁锅内，文火加热，将葶苈子和白芥子研末放入，熬至不再翻花起沫为度，去渣，兑入轻粉和黄蜡，和匀收膏备用。将药膏薄涂患处，每日1~2次。

● **功效主治** 祛风除湿，散寒止痛。适用于风湿性关节炎。

## 🪷 方三

● **组成** 五加皮50克，生姜10克，大蒜头100克，蜂蜜6克。

● **用法** 大蒜头去皮，捣烂成糊；五加皮用100毫升水煎取汁2毫升；生姜捣烂取汁加蜜调匀。将调配好的糊剂摊在塑料布上厚约0.2厘米，外敷关节周围，包扎固定，待局部组织有发热、刺痛30~50分钟后，除去外敷药，将患部暴露。隔日1次，3~5次为1个疗程。

● **功效主治** 补益肝肾，化湿通络。适用于风湿性关节炎。

### 专家指导

每日1次，10次为一个疗程。肩关节痛加灸肩髃、肩髎；肘关节痛加灸曲池、手三里、少海；腕关节痛加灸阳池、合谷、外关；髋关节痛加灸环跳、风市。

## 三、敷贴疗法

### 🪷 方一

● **组成** 陈醋1000毫升，葱白50克。

● **用法** 先煎陈醋直到其剩至一半时，加入切细的葱白，再煮两沸，过滤，以布浸醋液并趁热裹于患处，每日2次。

● **功效主治** 祛风除湿，散寒止痛。适用于风湿性关节炎，或

### ❀ 方四

● **组成** 李树皮 50 克，生姜 10 克，大蒜头 100 克，蜂蜜 6 克。

● **用法** 大蒜头去皮，捣烂成糊状；李树皮用 100 毫升水煎取汁 2 毫升；生姜捣烂取汁加蜜调匀。将调配好的糊剂摊在塑料布上厚约 0.2 厘米，外敷关节周围，包扎固定，待局部组织有发热、刺痛 30 ~ 50 分钟后，除去外敷药，将患部暴露。隔日 1 次，3 ~ 5 次为 1 个疗程。

● **功效主治** 补益肝肾，化湿通络。适用于风湿性关节炎。

# 四、药酒疗法

### ❀ 狗骨木瓜酒（《普济方》）

● **配方** 狗骨 10 克（油炙酥），木瓜 9 克，白术、桑枝各 12 克，五加皮、当归、天麻、川牛膝、红花、川芎各 3 克，秦艽、防风各 1.5 克，冰糖 100 克，白酒 1000 毫升。

● **制法** 上药同放白酒中，密封浸泡 3 ~ 4 个月后即可服用。

● **用法** 每次温服 1 ~ 2 羹匙，每日 2 次。

● **功效应用** 祛寒消痛。适用于寒痹型风湿性关节炎。

● **按语** 湿热或阴虚火旺者慎用。

### ❀ 草乌酒（《药酒验方选》）

● **配方** 制川乌、制草乌 15 克，当归、牛膝 20 克，低度优质白酒 500 毫升。

● **制法** 将上述前四味药材分别择洗干净，晒干（或烘干）后切成片，同放入玻璃瓶中，加入低度优质白酒，加盖密封，每日摇动 2 次，浸泡 15 日即可饮用。

● **用法** 每日 2 次，每次 1 小盅（约 15 毫升）。

● **功效应用** 祛风除湿，温经止痛。适用于风寒湿痹型风湿性关节炎。

### ❀ 番薯酒（《药酒验方选》）

● **配方** 番薯 500 克，优质白酒 1000 毫升。

● **制法** 番薯切片，隔水蒸熟，捞出晾干后浸入优质白酒中，密封 1 个月。

● **用法** 每次饮服 15 ~ 20 毫升，每日 2 ~ 3 次。

● **功效应用** 逐风湿，止痉痛。适用于风湿性关节炎。

# 五、药膳食疗

## ❀ 威灵仙狗骨汤

威灵仙 20 克，狗骨 250 克。将威灵仙择洗干净，晒干后切片。狗骨洗净，砸碎后与威灵仙片放入砂锅中，加水适量，大火烧沸后，改中火煎煮 1 小时，滤取浓汁即成。饮汤汁，上、下午分服。

**本品有驱散湿寒、疏通经络的作用，适用于风寒湿痹型风湿性关节炎。**

## ❀ 复方桑枝茶

新鲜桑枝 100 克，金银花藤、威灵仙各 30 克，海风藤 20 克，甘草 3 克。先将新鲜桑枝择去杂质，洗净后晒干，切成片。再将金银花藤、威灵仙、海风藤、甘草分别洗净，晒干后切成片，与桑枝片同放入砂锅，加水煎煮半个小时，过滤取汁。代茶饮，上、下午分服，当日饮完。

**本品有清热解毒、疏风通络的作用，适用于热痹型风湿性关节炎。**

## ❀ 五加皮醪

五加皮 50 克，糯米 500 克，酒曲适量。五加皮洗净，先用水浸泡透，再煎煮，每 30 分钟取煎液 1 次，共煎 2 次，然后用所得煎液与糯米共同烧煮，做成糯米干饭。待米饭冷却，加酒曲拌匀，发酵成酒酿，即成。每日适量佐餐食用。

**本品有祛风除湿、通利关节的作用，适用于风寒湿痹型风湿性关节炎。**

## ❀ 排钱草根炖瘦猪肉

排钱草根 60 克，瘦猪肉 200 克。排钱草洗净，捣碎，和瘦猪肉加水同炖，至肉熟烂为度。饭前适量服食，连服数次。

**本品有行血破瘀、除湿消肿的作用，适用于风湿性关节炎。**

# 第十四节 骨质疏松症

骨质疏松症是中老年常见疾病之一。随着人们年龄增长，本病发病率也不断增高。其主要变化是骨结构变得稀疏，骨重量减轻，脆性增加，容易骨折。本病多见于围绝经期妇女，男子骨质疏松症的发生率仅为妇女的1/6。临床上主要表现为腰背痛，疼痛可因咳嗽、喷嚏、弯腰而加重，有时还出现坐骨神经痛、肋间神经痛等症状。本病患者易骨折，而压缩性骨折及骨折后的脊柱畸形，易导致患者身体矮小。

中医认为本病属"骨痿"范畴，病因病机关键在于各种原因所致的肾虚，尤其是脾肾两虚。其病情属本虚标实，病位主要在肾，与脾、肝、胃有关。本虚以肾（气、阴、阳）虚为主，涉及肝阴、脾气及气血不足；标实多为胃火、气郁、瘀血。中医辨证主要分肾阳虚、肾阴虚两型，治疗上以温补肾阳、滋补肝肾、填精生髓、强壮筋骨为主，兼以益气养血、祛风散寒除湿、通络止痛。

## 一、中医辨证治疗

### 🪷 虚劳不足

● **证候** 中年以后，身疲易倦，精神不足，胃纳减退，虚热自汗，怕冷，气短心怯。老年性骨质疏松症初起，虽无疼痛，亦无腰膝酸软，但肾气已虚，筋骨失养，细心辨证则属真元不足，骨痿已起于潜移默化之中。

● **治法** 益气健脾，填精补髓。

● **选方** 龟鹿八珍汤。

● **组成** 鹿角胶、龟甲各15克，党参、茯苓、白术、熟地黄、白芍各10克，甘草（炙）、川芎各3克，当归6克。

● **加减** 阴虚明显、口干舌绛

者，去川芎、当归，加麦冬、玄参；形寒怕冷、自汗、卫阳不固者，加黄芪。无鹿角胶可用鹿角骨代替。

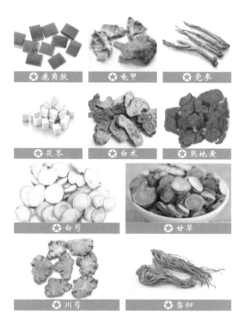

至 30 ~ 60 克，山药（炒）6 克，山茱萸 3 克，枸杞子 6 克，甘草（炙）3 ~ 6 克，杜仲（姜制）6 克，肉桂 3 ~ 6 克，制附子 3 ~ 9 克。

● **加减** 有湿象者，加茯苓、泽泻；卫阳不固者，加黄芪；夹气滞血瘀者，加田七、丹参。

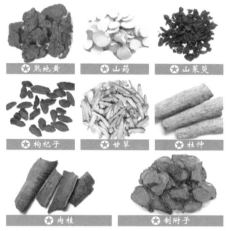

## 肾阳虚

● **证候** 面目虚浮，形寒怕冷，腰背酸痛，喜按欲温，下肢痿软，胃纳呆滞，小便无力，大便溏薄，性欲减退。舌体淡胖，舌苔薄白，脉沉细无力或浮大无力。

● **治法** 温肾填精。

● **选方** 右归饮（《景岳全书》）加减。

● **组成** 熟地黄 6 ~ 9 克或加

## 肾阴虚

● **证候** 五心烦热，骨蒸潮热，颧红唇绛，盗汗，腰背酸痛，下肢痿软，性欲亢进而无能，口干舌燥。舌绛红，脉弦细数。

● **治法** 补肾阴，益精髓。

● **选方** 左归丸（《景岳全书》）加减。

● **组成** 熟地黄、菟丝子、鹿角胶、龟甲各 18 克，怀山药、枸杞子、山茱萸各 12 克，川牛膝 9 克，甘草（炙）6 克。

● **加减** 虚火太盛者，加知母、黄柏；风重者，加天麻；夹瘀者，加丹参；夹湿者，加泽泻、猪苓。

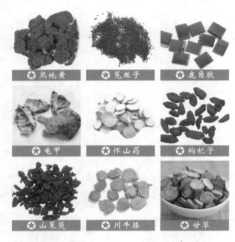

★熟地黄　★菟丝子　★鹿角胶
★龟甲　★怀山药　★枸杞子
★山茱萸　★川牛膝　★甘草

# 二、按摩疗法

### 按揉肝俞

● **定位** 位于背部，当第 9 胸椎棘突下，后正中线旁开 1.5 寸。

● **按摩** 用双手拇指按压肝俞 1 分钟，再按顺时针方向按揉约 1 分钟，然后按逆时针方向按揉约 1 分钟，以局部出现酸胀感为佳。

### 按揉肾俞

● **定位** 位于腰部，当第 2 腰椎棘突下，后正中线旁开 1.5 寸。

● **按摩** 用双手拇指按压肾俞 1 分钟，再按顺时针方向按揉约 1 分钟，然后按逆时针方向按揉约 1 分钟，以局部出现酸胀感为佳。

### 按揉大杼

● **定位** 位于背部，当第 1 胸椎棘突下，后正中线旁开 1.5 寸。

● **按摩** 用双手拇指按压大杼 1 分钟，再按顺时针方向按揉约 1 分钟，然后按逆时针方向按揉约 1 分钟，以局部出现酸胀感为佳。

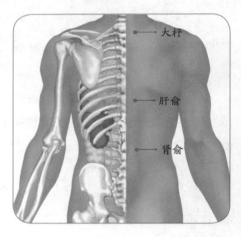

大杼
肝俞
肾俞

### 按揉三阴交

● **定位** 位于小腿内侧，内踝尖上 3 寸，胫骨内侧缘后方。

● **按摩** 用拇指指腹按揉三阴交 3 ~ 5 分钟，以局部出现酸胀感为佳。

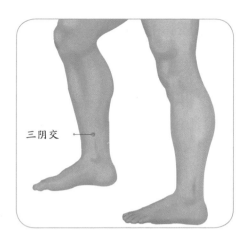

三阴交

- **艾灸** 用温和灸法灸肾俞15 ~ 20分钟，灸至皮肤产生红晕为止。

### 灸阳陵泉

- **定位** 位于小腿外侧，腓骨头前下方凹陷中。
- **艾灸** 用温和灸法灸阳陵泉10 ~ 15分钟，灸至皮肤产生红晕为止。

### 灸悬钟

- **定位** 位于小腿外侧，当外踝尖上3寸，腓骨前缘。
- **艾灸** 用温和灸法灸悬钟10 ~ 15分钟，灸至皮肤产生红晕为止。

**专家指导**

按摩以上穴位，有滋补肝肾、填精生髓的作用，可辅助治疗骨质疏松症。

## 三、艾灸疗法

### 灸大杼

- **定位** 位于背部，当第1胸椎棘突下，后正中线旁开1.5寸。
- **艾灸** 用温和灸法灸大杼15 ~ 20分钟，灸至皮肤产生红晕为止。

### 灸肾俞

- **定位** 位于腰部，当第2腰椎棘突下，后正中线旁开1.5寸。

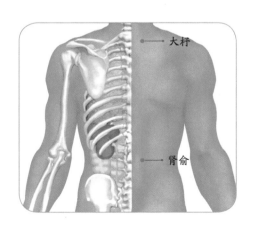

大杼

肾俞

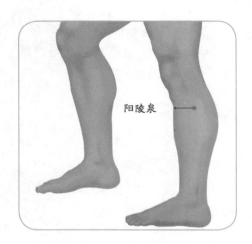

阳陵泉

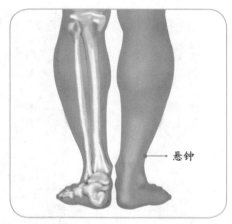

悬钟

**专家指导**

艾灸以上穴位，有填精生髓、养筋壮骨的作用，可辅助治疗骨质疏松症。

# 四、拔罐疗法

## 拔罐脾俞

● **定位** 位于背部，当第 11 胸椎棘突下，后正中线旁开 1.5 寸。

● **拔罐** 将火罐吸拔在脾俞上，留罐 10 分钟，以局部皮肤泛红、充血为度。

## 拔罐肾俞

● **定位** 位于腰部，当第 2 腰椎棘突下，后正中线旁开 1.5 寸。

● **拔罐** 将火罐吸拔在肾俞上，留罐 10 分钟，以局部皮肤泛红、充血为度。

## 拔罐腰眼

● **定位** 位于腰部，当第 4 腰椎棘突下，后正中线旁开约 3.5 寸凹陷中。

● **拔罐** 将火罐吸拔在腰眼上，留罐 10 分钟，以局部皮肤泛红、充血为度。

## 拔罐关元俞

● **定位** 位于腰部第 5 腰椎棘突下，后正中线旁开 1.5 寸。

● **拔罐** 将火罐吸拔在关元俞上，留罐 10 分钟，以局部皮肤泛红、充血为度。

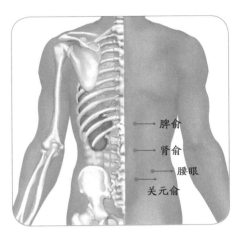

脾俞
肾俞
腰眼
关元俞

● **刮痧** 用刮痧板角部刮拭腰阳关 20 ~ 30 次，以出痧为度。

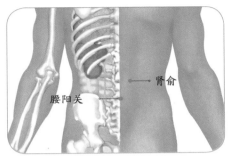

腰阳关
肾俞

# 五、刮痧疗法

### 刮拭肾俞

● **定位** 位于腰部，当第 2 腰椎棘突下，后正中线旁开 1.5 寸。

● **刮痧** 用刮痧板侧面刮拭肾俞 10 ~ 15 次，力度微重，以出痧为度。

### 刮拭腰阳关

● **定位** 位于脊柱区，后正中线上，第 4 腰椎棘突下凹陷中。

### 刮拭复溜

● **定位** 位于小腿内侧，内踝尖上 2 寸，跟腱的前缘。

● **刮痧** 用刮痧板角部刮拭复溜 20 ~ 30 次，以出痧为度。

### 刮拭太溪

● **定位** 位于足内侧，内踝后方，当内踝尖与跟腱之间的凹陷处。

● **刮痧** 用刮痧板角部刮拭太溪 30 次，力度适中，以出痧为度。

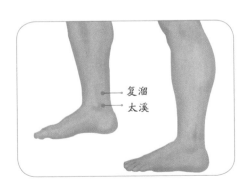

复溜
太溪

以上穴位配伍阿是穴刮痧，有补肾填髓、疏通肾经的作用，可辅助治疗骨质疏松症。

# 六、药酒疗法

## 青娥补酒（民间验方）

● **配方** 杜仲（炒）、核桃仁、淫羊藿、续断各 30 克，补骨脂、怀牛膝各 20 克，白酒 1.5 升。

● **制法** 将上药（除白酒外）粉碎成粗粉，纱布袋装，扎口，用白酒 1.5 升浸泡。14 日后取出药袋，压榨取液。将榨得的药液与药酒混合，静置，过滤后即得。

● **用法** 口服。每次 20 毫升，每日 2 次。

● **功效主治** 补肝肾，强筋骨。用于老年性骨质疏松症，腰腿酸疼，不耐负重。

## 仙灵骨葆药酒（经验方）

● **配方** 淫羊藿、续断各 30 克，补骨脂、生地黄、丹参、知母各 15 克，50 度白酒 1.5 升。

● **制法** 前六味药均取饮片，用 50 度白酒浸泡 1 个月，去药渣，

过滤即得。

● **用法** 口服。每次 15 ~ 20 毫升，每日 2 次。

● **功效主治** 补肝肾，强腰膝。用于肝肾不足，腰膝无力，骨质疏松。

## 强筋健骨酒（经验方）

● **配方** 淫羊藿 60 克，续断、南五加皮、骨碎补各 30 克，白酒 1 升。

● **制法** 将前四味药加工成饮片或粗粒，装白纱布口袋，扎口，用白酒浸泡 14 天，过滤即成。

● **用法** 口服。每次 15 毫升，每日 2 次。

● **功效主治** 补肝肾，强筋骨，祛风湿。用于肝肾不足，骨质疏松，腰膝酸痛。

## 护骨补酒（民间验方）

● **配方** 杜仲、巴戟天、淫羊藿、覆盆子、紫河车、熟地黄各 20 克，山茱萸、枸杞子、炙龟甲各 15 克。

● **制法** 将上药粉碎成粗粉，纱布袋装，扎口，放入白酒 1 升、黄酒 500 毫升混合液中浸泡。14 日后取出药袋，压榨取液，与浸酒混合，静置，过滤，即得。

● **用法**　口服。每次 20 毫升，每日 2 次。

● **功效主治**　补肝肾，填精髓，强筋骨。用于妇女绝经后骨质疏松症。

# 七、药膳食疗

## 核桃粉牛奶

核桃仁、蜂蜜各 20 克，牛奶 250 毫升。核桃仁洗净，晒干（或烘干）后研成粗末，备用。牛奶倒入砂锅中，用小火煮沸，调入核桃粉，再沸时停火，加入蜂蜜，搅匀即成。早餐时食用。

**本品有补肾壮骨的作用，适用于肾阳虚型骨质疏松症。**

## 芝麻核桃粉

核桃仁、黑芝麻各 250 克，红糖 50 克。将黑芝麻入锅，炒出香味，趁热与核桃仁共研为细末，加入红糖，充分拌和均匀，装瓶备用。温开水调服，每日 2 次，每次 25 克。

**本品有补肾滋阴、益气强精的作用，适用于肾阴虚型骨质疏松症。**

## 黄芪虾皮汤

黄芪 20 克，虾皮 50 克，葱、姜、精盐各适量。黄芪切片，水煎取汁，入洗净的虾皮及调味品，加清水适量，烧沸后煨炖 20 分钟即成。佐餐食用。

**本品有补益脾肾、补充钙质的作用，适用于钙质不足引起的骨质疏松症。**

## 补肾壮阳粥

枸杞子 30 克，羊肾 1 个，生姜 5 克，肉苁蓉 15 克，小米 100 克，精盐适量。羊肾割开，去筋，洗净切片；小米淘净，与肉苁蓉、生姜加水同煮，至粥七成熟时入羊肾片、枸杞子，煮至肉熟米烂，入精盐调匀即成。每隔 2 天 1 剂，分早、晚服食。

**本品有温肾助阳、养血壮骨的作用，适用于肾阳虚型骨质疏松症。**

# 第十五节 梨状肌综合征

梨状肌综合征是由于梨状肌变异或损伤，刺激或压迫坐骨神经而引起的以一侧臀腿部疼痛为主要症状的病症。

梨状肌综合征多由间接外力所致。急性扭伤如闪、扭、跨越、反复下蹲等动作及慢性劳损均可致伤。腰部遇跌闪扭伤时，髋关节急剧外展、外旋，梨状肌猛烈收缩受损；或髋关节突然内旋，梨状肌受到牵拉，使梨状肌遭受损伤。有坐骨神经走行变异者更易发生此病。

梨状肌的损伤可能为肌膜破裂或部分肌束断裂，导致局部充血、水肿，肌肉痉挛、肥大或挛缩，常可压迫、刺激坐骨神经而引起臀部及大腿后外侧疼痛、麻痹。久而久之可引起臀大肌、臀中肌的萎缩。

某些妇女由于盆腔炎或附件炎等波及梨状肌，也可引起梨状肌综合征。

## 一、中医辨证治疗

### 急性期

- **证候** 筋膜扭伤，气滞血瘀，疼痛剧烈，动作困难。
- **治法** 化瘀生新，活络止痛。
- **选方** 桃红四物汤（《医宗金鉴》）加减。
- **组成** 当归、熟地黄、川芎、白芍、桃仁、红花各 15 克。
- **用法** 水煎服，每日 1 剂。

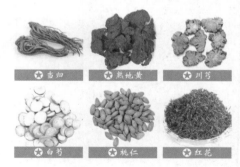

★当归　★熟地黄　★川芎
★白芍　★桃仁　★红花

### 慢性期

- **证候** 病久体亏，经络不通，痛点固定，臀肌萎缩。

● **治法** 补养气血，舒筋止痛。

● **选方** 当归鸡血藤汤（《中医伤科学》）。

● **组成** 当归、熟地黄、鸡血藤各 15 克，桂圆肉 6 克，白芍、丹参各 9 克。

● **用法** 水煎服，每日 1 剂。

● **备注** 兼有风寒湿痹的患者可选用独活寄生汤、宣痹汤等加减。

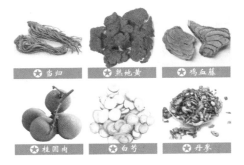

★当归　★熟地黄　★鸡血藤

★桂圆肉　★白芍　★丹参

# 二、按摩疗法

## ❀ 按揉环跳

● **定位** 位于臀区，股骨大转子最凸点与骶管裂孔连线上的外 1/3 与内 2/3 交点处。

● **按摩** 将同侧拇指按于环跳上，用力按揉 20 ～ 30 次，以局部感到酸胀或电麻感向下肢放射为宜。

## ❀ 按揉殷门

● **定位** 位于大腿后面，臀下横纹下 6 寸，股二头肌与半腱肌之间。

● **按摩** 用中指点按殷门约 1 分钟，再按顺时针方向按揉 2 分钟，以局部感到酸胀为度。

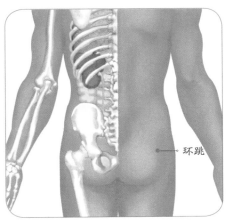

环跳

## ❀ 点按承扶

● **定位** 位于大腿后面，臀下横纹的中点。

● **按摩** 用拇指指腹点按承扶 30 ～ 50 次，以局部有酸胀感为佳。

## ❀ 按压阳陵泉

● **定位** 位于小腿外侧，腓骨头前下方凹陷中。

● **按摩** 用拇指指腹按压阳陵泉 2 ～ 3 分钟，力度适中，以局部有酸胀感为佳。

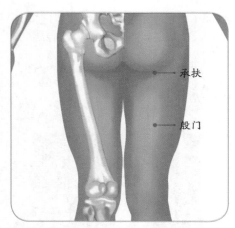

承扶

殷门

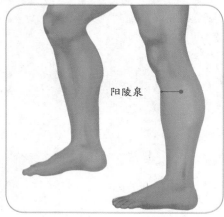

阳陵泉

# 三、艾灸疗法

### 灸环跳

● **定位** 位于臀区，股骨大转子最凸点与骶管裂孔连线上的外 1/3 与内 2/3 交点处。

● **艾灸** 用温和灸法灸环跳 15 ~ 20 分钟，灸至皮肤产生红晕为止。

### 灸秩边

● **定位** 位于臀部，平第 4 骶后孔，骶正中嵴旁开 3 寸。

● **艾灸** 用温和灸法灸秩边 15 ~ 20 分钟，灸至皮肤产生红晕为止。

### 灸次髎

● **定位** 位于骶部，正对第 2 骶后孔中。

● **艾灸** 用温和灸法灸次髎 15 ~ 20 分钟，灸至皮肤产生红晕为止。

### 灸风市

● **定位** 位于大腿外侧中线上，当臀下横纹与腘横纹之间中点处。

● **艾灸** 用温和灸法灸风市 15 ~ 20 分钟，灸至皮肤产生红晕为止。

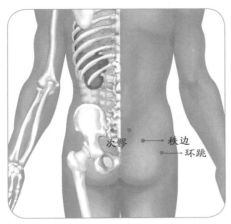

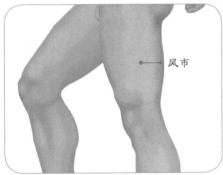

20 ～ 30 次，以出痧为度。

### 🪷 刮拭秩边

● **定位** 位于臀部，平第 4 骶后孔，骶正中崤旁开 3 寸。

● **刮痧** 用刮痧板角部刮拭秩边 20 ～ 30 次，以出痧为度。

### 🪷 刮拭环跳

● **定位** 位于臀区，股骨大转子最凸点与骶管裂孔连线上的外 1/3 与内 2/3 交点处。

● **刮痧** 用刮痧板角部从上向下刮拭环跳 20 ～ 30 次，以出痧为度。

### 🪷 刮拭承扶

● **定位** 位于大腿后面，臀下横纹的中点。

● **刮痧** 用刮痧板角部刮拭承扶 20 ～ 30 次，以出痧为度。

---

**专家指导**

以上穴位配合阿是穴艾灸，每日 1 次，10 次为 1 个疗程，可辅助治疗梨状肌综合征。

## 四、刮痧疗法

### 🪷 刮拭八髎

● **定位** 位于腰骶处，分别在第 1、第 2、第 3、第 4 骶后孔中。

● **刮痧** 用刮痧板角部刮拭八髎

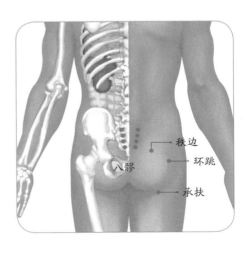

# 五、敷贴疗法

## 消瘀止痛药膏

● **组成** 木瓜、蒲公英各 60 克，栀子、土鳖虫、乳香、没药各 30 克，大黄 150 克。

● **用法** 共研为细末。饴糖或凡士林调敷。

● **功效主治** 活血祛瘀，消肿止痛。用于骨折伤筋初期肿胀疼痛剧烈。

## 宝珍膏

● **组成** 生地黄、茅术、枳壳、五加皮、莪术、桃仁、山柰、当归、川乌、陈皮、乌药、三棱、大黄、何首乌、草乌、柴胡、防风、刘寄奴、牙皂、肉桂、羌活、威灵仙、赤芍、天南星、香附、荆芥、白芷、海风藤、藁本、续断、良姜、独活、麻黄、甘松、连翘各 9 克，川芎 15 克，血余 60 克，东丹 90 克，肉桂、麝香、木香、附子各 6 克，冰片、樟脑、小茴香、

乳香、没药、阿魏、细辛各 9 克。

● **用法** 制成药膏，每张净重 15 克。贴患处。

● **功效主治** 除湿祛风，温经行滞。用于风寒湿痹，腰膝酸软，跌打损伤及筋脉拘挛疼痛等。

## 复方南星止痛膏

● **组成** 生天南星、生川乌、丁香、肉桂、白芷、细辛、川芎、徐长卿、乳香、没药、樟脑、冰片，辅料为松香、凡士林、液体石蜡、水杨酸甲酯。

● **用法** 外贴。选最痛部位，最多贴 3 个部位，贴 24 小时，隔日 1 次，共贴 3 次。

● **功效主治** 散寒除湿，活血止痛。用于寒湿瘀阻所致的关节疼痛，肿胀，活动不利。

## 坎离砂热熨方

● **组成** 当归 38 克，川芎、透骨草、防风各 50 克，铁屑 10 千克。

● **用法** 以上五味，除铁屑外，余药加醋煎煮 2 次。先将铁屑烧红，再用以上煎煮液淬之，晾干后粉碎铁屑成粗末，用时加醋适量拌之，以纱布包裹敷患处。

● **主治** 散寒除湿。用于慢性期风寒湿痹型梨状肌综合征。